Carlos Ayán Pérez

Santiago Ferrer Moreira

Verónica Varela Mato

SPORTS AEROBICS.

INTRODUCCIÓN A LA GIMNASIA AERÓBICA

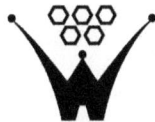

WANCEULEN

EDITORIAL DEPORTIVA

Título: SPORTS AEROBICS. INTRODUCCIÓN A LA GIMNASIA AERÓBICA

Autores: Carlos Ayán Pérez; Santiago Ferrer Moreira; Verónica Varela Mato

Editorial: WANCEULEN EDITORIAL DEPORTIVA, S.L.
                 C/ Cristo del Desamparo y Abandono, 56 41006 SEVILLA
                 Tlfs 954656661 y 954920298
                 www.wanceulen.com   infoeditorial@wanceulen.com

ISBN: 978-84-9993-328-3

Dep. Legal: SE 717-2013
©Copyright: WANCEULEN EDITORIAL DEPORTIVA, S.L.
Primera Edición: Año 2013
Impreso en España: Publidisa

Carlos Ayán Pérez: Doctor en Ciencias de la Actividad Física y el Deporte. Universidad de Vigo

Santiago Ferrer Moreira: Licenciado en Ciencias de la Actividad Física y el Deporte. Sociedad Gimnástica, Pontevedra.

Verónica Varela Mato: Licenciada en Ciencias de la Actividad Física y el Deporte. Club Treboada, Pontevedra.

Los autores de esta obra desean mostrar su más profundo agradecimiento a las siguientes personas:

A Cristina Costa, Ana Karina, Jorge González y Francisco Santiago por su desinteresada colaboración, a Sara Fernández, Alberto Gómez, Jesús Magariños, y Daniel Vázquez, por su apoyo y amistad, a Belén Ferreiro, Belén Vidal, protagonistas de las ilustraciones de esta obra, y a Natalia Abal y Fernando Fariña por sus excelentes fotos.

A Aurora y Vicente, por su interés y esfuerzo en darme a conocer el maravilloso mundo de la Gimnasia Aeróbica y muy especialmente a A.G.S., cuya conducta y comportamiento han supuesto el motor necesario para poder concebir y desarrollar esta obra. ¡Muchas gracias, amigos!

Carlos Ayán Pérez.

ÍNDICE

Capítulo I.
**ORIGEN, EVOLUCIÓN Y SITUACIÓN ACTUAL DE LA GIMNASIA
AERÓBICA** 11
1.1. ORIGEN ETIMOLÓGICO 12
1.2. EVOLUCIÓN DE LA GIMNASIA.. 13
1.3. LOS MOVIMIENTOS GIMNÁSTICO-MUSICALES 14
1.4. NACIMIENTO DEL "AEROBIC" 16
1.5. DEL "SPORTSAEROBICS" A LA GIMNASIA AERÓBICA.................................. 18
1.6. LA REGULACIÓN DE LA GIMNASIA AERÓBICA 20

Capítulo II.
NORMATIVA TÉCNICA DE LA GIMNASIA AERÓBICA 23
2.1. APARATOS DE COMPETICIÓN 23
2.2. CATEGORÍAS DE LA GIMNASIA AERÓBICA.. 25
2.3. MODALIDADES DE LA GIMNASIA AERÓBICA 25
2. 4. DESARROLLO DEL CAMPEONATO 26
2.5. VALORACIÓN DE LOS ELEMENTOS 28
2.6. PROGRAMA TÉCNICO 33
2.7. CÓDIGO DE INDUMENTARIA 41
2.8. FUNCIONES Y CRITERIOS DE LOS JURADOS.. 42

Capítulo III.
ELEMENTOS Y FAMILIAS DE LA GIMNASIA AERÓBICA 47
3.1. ELEMENTOS DE FUERZA DINÁMICA. PRINCIPALES FAMILIAS 49
3.1.1. FAMILIA DE LOS PUSH UP 50
3.1.2. FAMILIA WENSON PUSH UP 51
3.1.3. FAMILIA PLIO PUSH 52
3.1.4. FAMILIA A-FRAME 53
3.1.5. FAMILIA CUT 53
3.1.6. FAMILIA V & HIGH V SUPPORT 54
3.1.7. FAMILIA LEG CIRCLE 55
3.1.8. FAMILIA FLAIR 56
3.1.9. FAMILIA HELICOPTER 57
3.1.10. FAMILIA CAPOEIRA WITH TWIST 58
3.2. ELEMENTOS DE FUERZA ESTÁTICA. PRINCIPALES FAMILIAS........................ 58
3.2.1. FAMILIA STRADDLE SUPPORT 59
3.2.2. FAMILIA L SUPPORT.. 60
3.2.3. FAMILIA V SUPPORT.. 60

3.2.4. FAMILIA WENSON 62

3.2.5. FAMILIA FULL SUPPORT LEVER.. 62

3.2.6. FAMILIA PLANCHE 63

3.3. LOS SALTOS. PRINCIPALES FAMILIAS 63

3.3.1. STRAIGHT – VERTICAL: FAMILIA AIR TURN.................................... 64

3.3.2. FAMILIA STRAIGHT - VERTICAL TO HORIZONTAL: FREE FALL & GAINER........... 64

3.3.3. FAMIILA GAINER.. 65

3.3.4. FAMILIA HORIZONTAL: SAGITAL SCALE TO PUSH UP....................... 66

3.3.5. FAMILIA TUCK.. 66

3.3.6. FAMILIA STRADDLE 67

3.3.7. FAMILIA COSSACK 69

3.3.8. FAMILIA PIKE 70

3.3.9. FAMILIA SPLIT 71

3.3.10. FAMILIA FRONTAL SPLIT 72

3.3.11. FAMILIA SWITCH SPLIT 73

3.3.12. FAMILIA SCISSORS KICK.. 73

3.3.13. FAMILIA SCISSORS LEAP 74

3.4. EQUILIBRIOS Y FLEXIBILIDAD. PRINCIPALES FAMILIAS 7575

3.4.1. FAMILIA TURN.. 75

3.4.2. FAMILIA BALANCE 76

3.4.3. FAMILIA HIGH LEG KICKS... 77

3.4.4. FAMILIA SPLIT 77

3.4.5. FAMILIA DEL FRONTAL SPLIT 78

3.4.6. FAMILIA ILLUSION 79

3.4.7. FAMILIA CAPOEIRA... 80

Capítulo IV.
ORIENTACIONES DIDÁCTICAS PARA EL APRENDIZAJE DE LOS ELEMENTOS BÁSICOS DE LA GIMNASIA AERÓBICA: PROGRESIONES Y BASES COREOGRÁFICAS

.... 83

4.1. FUERZA DINÁMICA.. 83

4.1.1. WENSON 83

4.2. FUERZA ESTÁTICA... 84

4.2.1. STRADDLE SUPPORT ½ GIRO 85

4.2.2. V SUPPORT 86

4.2.3. PLANCHE 86

4.3. SALTOS... 88

4.3.1. FREE FALL 1/2 TWIST AIRBORNE... 88

4.3.2. GAINER ½ TWIST 89

4.3.3. TAMARO 90

4.3.4. SHUSHUNOVA 91

4.4. EQUILIBRIOS Y FLEXIBILIDAD 93

    4.4.1. SPLIT LATERAL 93

    4.4.2. SPLIT FRONTAL 95

    4.4.3. ILLUSION 96

4.5. EL TRABAJO EN CIRCUITO EN LA GIMNASIA AERÓBICA 96

    4.5.1. MINI-CIRCUITO EN ESTRELLA "SCHUCHUNOVA" 97

    4.5.2. MINI-CIRCUITO EN ESTRELLA "TAMARO" 98

4.6. LA COREOGRAFÍA EN LA GIMNASIA AERÓBICA 99

    4.6.1. LOS ELEMENTOS DE DIFICULTAD EN LAS COREOGRAFÍAS 102

Capítulo V.
EL ACONDICIONAMIENTO FÍSICO EN LA GIMNASIA AERÓBICA........... 105

5.1. LA FUERZA EN LA GIMNASIA AERÓBICA: ASPECTOS BÁSICOS Y
CONSIDERACIONES PARA SU ENTRENAMIENTO 106

    5.1.1. ENTRENAMIENTO DE LA FUERZA MÁXIMA 107

        5.1.1.2. MÉTODOS DE ENTRENAMIENTO DE LA FUERZA MÁXIMA:
        APLICACIONES EN LA GIMNASIA AERÓBICA 109

        5.1.1.3. PLANIFICACIÓN DE LA FUERZA MÁXIMA: ORGANIZACIÓN DE LAS
        SESIONES 114

    5.1.2. TRANSFORMACIÓN DE LA FUERZA MÁXIMA: LA POTENCIA 115

        5.1.2.1. MÉTODOS DE ENTRENAMIENTO DE LA FUERZA DINÁMICA:
        APLICACIONES EN LA GIMNASIA AERÓBICA 115

        5.1.2.2. PLANIFICACIÓN DE LA FUERZA DINÁMICA: ORGANIZACIÓN DE LAS
        SESIONES 117

    5.1.3. EL ENTRENAMIENTO ESPECÍFICO DE LA FUERZA EN LA GIMNASIA AERÓBICA:
    LA PLIOMETRÍA 118

        5.1.3.1. PLANIFICACIÓN DE LA FUERZA EXPLOSIVA: FACTORES A TENER EN
        CUENTA 119

    5.1.4. LA FUERZA ESTÁTICA EN LA GA: EL ENTRENAMIENTO ISOMÉTRICO 121

    5.1.5. LA FUERZA-RESISTENCIA: PUNTO DE PARTIDA DEL ENTRENAMIENTO DEL
    GIMNASTA 123

    5.1.6. EL ENTRENAMIENTO DE LA FUERZA EN EL JOVEN GIMNASTA 125

5.2. LA RESISTENCIA EN LA GIMNASIA AERÓBICA: ASPECTOS BÁSICOS Y
CONSIDERACIONES PARA SU ENTRENAMIENTO. 128

    5.2.1. PLANIFICACIÓN, ORGANIZACIÓN Y CONTENIDOS DE LAS SESIONES DE
    RESISTENCIA EN LA GIMNASIA AERÓBICA 129

        5.2.1.1. ENTRENAMIENTO DE LA POTENCIA AERÓBICA 129

        5.2.1.2. ENTRENAMIENTO DE LA RESISTENCIA ANAERÓBICA 130

        5.2.1.3. CONSIDERACIONES EN EL ENTRENAMIENTO DE LA RESISTENCIA EN EL
        JOVEN GIMNASTA 135

5.3. LA FLEXIBILIDAD EN LA GIMNASIA AERÓBICA 136

5.3.1. CONSIDERACIONES A TENER EN CUENTA EN EL DESARROLLO DE LA FLEXIBILIDAD 139

5.3.2. PLANIFICACIÓN DE LA FLEXIBILIDAD: ORGANIZACIÓN DE LA SESIÓN. 140

5.3.3. RUTINA DE ESTIRAMIENTOS 145

5.4. PROPUESTA DE PLANIFICACIÓN DE ENTRENAMIENTO EN LA GIMNASIA AERÓBICA. 147

Capítulo VI.

LESIONES EN LA GIMNASIA AERÓBICA: PREVALENCIA, PREVENCIÓN Y PAUTAS BÁSICAS PARA SU REHABILITACIÓN 153

6.1. PATOLOGÍA LESIONAL EN GIMNASIA AERÓBICA 154

6.2. ESTRATEGÍAS PARA LA PREVENCIÓN DE LESIONES 157

6.3. CONDUCTAS A SEGUIR ANTE EL GIMNASTA LESIONADO 157

BIBLIOGRAFÍA. 161

Capítulo I
ORIGEN, EVOLUCIÓN Y SITUACIÓN ACTUAL DE LA GIMNASIA AERÓBICA

Uno de los factores fundamentales que dan entidad y carácter propio a la práctica deportiva, es la capacidad de re-invención y continua adaptación a las circunstancias sociales que ésta tiene. Este aspecto tan distintivo, ha hecho posible que a medida que la sociedad ha ido avanzando, el ser humano haya ido creando y desarrollando nuevas prácticas recreativas, generalmente basadas en el movimiento corporal y en la satisfacción que éste provoca. De hecho, se sabe que la práctica deportiva ha estado presente, en mayor o menor medida, en todas y cada una de las civilizaciones conocidas, y aún todavía, en pleno siglo XXI, siguen surgiendo nuevas formas de actividad física, que gracias a su popularización y atractivo, acaban siendo institucionalizadas y por tanto adoptando una estructura deportiva.

La Gimnasia Aeróbica (GA) es uno de los ejemplos más claros y que mejor reflejan cómo una actividad física sencilla, destinada en principio al entretenimiento femenino, una vez estructurada en base a parámetros fisiológicos para que su práctica tenga un efecto positivo en la condición física de quien la practica, y tras ser convenientemente promocionada a través de los medios de comunicación disponibles (en función de la tecnología existente en cada momento de su evolución), con el objetivo de lograr su aceptación popular y extender su práctica a millones de personas, ha adquirido identidad propia y se ha convertido en una práctica deportiva institucionalizada que no sólo sigue ganando adeptos día a día, sino que goza de una estructura competitiva a nivel mundial cada vez más afianzada, e incluso ha logrado el status de contenido educativo de fácil aplicación dentro del marco de la Educación Física.

La Gimnasia Aeróbica es definida como la habilidad de realizar movimientos complejos y de alta intensidad de manera continuada y rítmica, para lo que se deben ejecutar los siete pasos básicos del "Aerobic" (Marcha, "Jog" ó Trote, "Skip" ó Patada, "Knee Lift" ó Elevación de Rodilla, "High Kick" ó Patada Alta, "Jumping Jack" y "Lunge"), junto con otros elementos gimnásticos de mayor complejidad. Dichos elementos provienen de la gimnasia más tradicional (flexiones, saltos), de la gimnasia artística (ejercicios en suelo), y de la rítmica ("Split"), y son combinados a modo de coreografía. Por ello, para conocer y comprender cómo ha llegado la GA a desempeñar un papel de tal relevancia dentro del mundo del deporte, es necesario presentar su nacimiento y evolución de manera estructurada, partiendo de su origen conceptual y abordando todas aquellas prácticas deportivas que de una u otra manera, han propiciado su aparición.

1.1. ORIGEN ETIMOLÓGICO

Paradójicamente, el concepto de Gimnasia Aeróbica no refleja en absoluto la estructura formal y funcional de este deporte, quizás debido por un lado a la necesidad de tener que adaptar su nombre original ("Aerobics") a la lengua castellana y por otro a la obligación de pertenecer y gozar del amparo de una estructura federativa (en este caso la Federación Internacional de Gimnasia) con la entidad suficiente para que su práctica puede ser afianzada y su futuro garantizado.

El origen de la palabra gimnasia debe situarse a partir del término griego *γυμναστική* (*gymnastike*), femenino del vocablo *γυμναστικός* (*gymnastikos*), que hace referencia al gusto por la práctica de los ejercicios atléticos. Ambos conceptos deben ser entendidos en base a su relación con dos términos fundamentales, *γυμνάσια* (*gymnasia*), que puede ser entendido como "ejercicio" y *γυμνός* (*gymnos*), literalmente "desnudo", debido a que los atletas griegos se ejercitaban y competían despojados de los clásicos atuendos que hacían las funciones de prendas de vestir.

El concepto "aeróbico" aparece por primera vez en 1857, cuando Louis Paster, estudiando el proceso de fermentación, observó que algunos microorganismos desarrollaban sus funciones vitales únicamente en circunstancias dónde el oxígeno no estaba presente. En base a este descubrimiento, Pasteur decidió definir la vida en presencia de oxígeno como "aeróbica". A partir de este punto, la "Fisiología del Ejercicio", en un intento de clarificar y acotar de manera conceptual los diferentes procesos a través de los cuales el músculo logra la energía suficiente para poder contraerse y generar movimiento, acuñó el concepto de metabolismo aeróbico para hacer referencia a una de estas vías energéticas, caracterizada por la relativa baja velocidad a la que las diferentes sustancias (principalmente grasas e hidratos de carbono) son transformadas en energía y por la presencia de oxígeno en dicho proceso de conversión. Por este motivo, cuando el músculo es sometido a la realización de esfuerzos de baja o media intensidad durante periodos prolongados de tiempo, durante los cuáles disfruta del aporte de oxígeno necesario para que dichos procesos energéticos tengan lugar, se habla de esfuerzos aeróbicos, o de un modo más concreto, de "Resistencia Aeróbica".

En base a esto, la GA debería ser entendida como una serie de ejercicios atléticos realizados en condiciones aeróbicas, es decir, durante un largo periodo de tiempo y con baja intensidad. Sin embargo, tal y cómo se podrá apreciar a lo largo de esta obra, la GA es una modalidad deportiva caracterizada principalmente por la realización de movimientos de alta intensidad (sobre todo en lo que a demanda cardiovascular y muscular se refiere) y que son ejecutados en cortos espacios de tiempo. La explicación a esta aparente contradicción etimológica se puede encontrar en la práctica deportiva conocida como "Aerobic", que dio lugar a la GA y cuyo origen, evolución y relación con la misma, serán descritos en este mismo capítulo.

1.2. EVOLUCIÓN DE LA GIMNASIA

Los orígenes de la gimnasia primitiva pueden ser situados en las primeras civilizaciones helénicas, dado que fue en este periodo dónde aparecen los primeros gimnasios (gymnasium), y en el que el ejercicio físico era aceptado por la población como un medio de desarrollo no sólo corporal, sino también educativo y cultural. Sin embargo, y a pesar de este comienzo tan esperanzador, las siguientes civilizaciones dieron total protagonismo a las actividades físicas de marcado carácter militar (esgrima, hípica, tiro con arco, etc.), lo que unido al oscurantismo al que la Iglesia sometió a toda práctica deportiva que implicase culto al cuerpo, propició que la gimnasia fuese prácticamente olvidada. De este modo, no fué hasta el siglo XV, cuando el italiano Girolamo Mercuriale (1530-1606) escribió la obra "De Arte Gymnastica", centrada en los beneficios de un estilo de vida saludable basado en el control de la dieta y la práctica de ejercicio físico, lo que sirvió para que la gimnasia fuese poco a poco recuperando el protagonismo perdido, aunque hubo que esperar a finales del siglo XVIII y principios del XIX para que ésta volviese a resurgir con fuerza.

Durante este período surgen diferentes corrientes deportivas que buscan la consecución de un estado de salud físico y mental pleno a través de la práctica de la gimnasia. Así, hay que destacar la corriente gimnástica nórdica creada por Per Henrik Ling (1776-1839) centrada en los ejercicios de carácter analítico, destinados al desarrollo y fortalecimiento corporal, y especialmente la corriente centroeuropea, dónde debe destacarse la labor de la "Escuela Alemana", en la que dos pioneros de la educación física, como Johann Friedrich Guts Muths (1759–1839) y Friedrich Ludwig Jahn

(1778–1852), diseñaron y desarrollaron los primeros aparatos propios de la gimnasia deportiva.

Posteriormente, se funda en 1881 la Federación Internacional de Gimnasia, ó "Internacional Federation of Gymnastics", conocida anteriormente como la "Federacion Europea de Gimnasia", permitiendo así el inicio de las competencias internacionales. Estos acontecimientos propician que la gimnasia masculina sea incluida en las primeros Juegos Olímpicos Modernos celebrados en París (1896), mientras que la gimnasia femenina hace su debut en los Juegos Olímpicos de Ámsterdam (1928). La modalidad deportiva de Gimnasia, tal y cómo la conocemos hoy en día, adoptó su estructura actual durante la década de los 50 y se encuentra divida en tres especialidades, "Gimnasia Artística Masculina", "Gimnasia Artística Femenina" y "Gimnasia Rítmica" (sólo femenina). La evolución de la Gimnasia como deporte ha sido de tal magnitud, que tomando como base alguno de sus elementos e imitando en cierto modo su estructura competitiva, han ido surgiendo nuevas prácticas deportivas. De este modo, la "Gimnasia General" (la primera Gimnastrada mundial se celebra en 1938), la "Gimnasia Aeróbica" (1995), y posteriormente el "Trampolín" y el "Acrosport" (ambos en 1999), han sido aceptadas por la FIG como modalidades deportivas independientes.

En lo que se refiere a la evolución de la Gimnasia en España, se debe mencionar la gran influencia que Francisco Amorós (1770-1748), representante de la corriente francesa y creador del "Instituto Pestolazziano" en Madrid (1808), dónde difundió las bondades de la gimnástica. Posteriormente, a principios del siglo XX aparecen las primeras sociedades gimnásticas, que integran diferentes prácticas deportivas. Durante la dictadura Franquista, la Delegación Nacional de Deportes se encarga de promover y promocionar la práctica deportiva entre la juventud, ocupando un papel principal las demostraciones gimnásticas realizadas por las mujeres integrantes de la "Sección Femenina". La Real Federación Española de Gimnasia (RFEG) se crea en 1899, y posteriormente van apareciendo las distintas federaciones autonómicas, integrando todas ellas las 6 modalidades comentadas anteriormente.

1.3. LOS MOVIMIENTOS GIMNÁSTICO-MUSICALES

Aunque desde un punto de vista eminentemente antropológico, algunos historiadores e investigadores de la Educación Física y del deporte, como Carl Diem o Jose María Cagigal, defienden la idea de que los movimientos rítmicos que bajo la estructura de ritual religioso realizaba el hombre primitivo, representan el verdadero origen de la práctica deportiva, básicamente es a partir del siglo XVIII dónde aparecen influencias de la música y el ritmo en las actividades físicas. Dado el nivel y capacidad de comunicación creciente en la sociedad, las influencias de múltiples elementos hacen que se diversifiquen las formas de relación del movimiento, la música y la expresión, surgiendo así el movimiento expresivo y posteriormente la "Expresión Corporal".

Cómo precursores o inspiradores de la expresión a través del movimiento pautado rítmica y musicalmente, cabe destacar a Jean Georges Noverre (1727-1809), creador del ballet de acción, y a Francois Delsarte (1811-1871), verdadero precursor de la "Gimnasia Moderna" quien enfatizó la importancia de la postura y de los movimientos armoniosos elegantemente ejecutados. Durante la primera mitad del siglo XX, surgen las primeras manifestaciones que de manera estructurada conciben la realización de movimientos gimnásticos con acompañamiento musical, principalmente la "Gimnasia Rítmica", la "Gimnasia Expresiva" y la "Gimnasia Moderna". Cómo principal responsable y creador de la primera se suele señalar a Emile Jacques Dalcroze (1865-1950), quién perseguía desenvolver y armonizar las funciones motrices y regular los movimientos corporales en el tiempo y en el espacio, apoyándose en la música para su consecución. En lo referente a la "Gimnasia Expresiva" es de especial relevancia la labor desarrollada por Isadora Duncan (1878-1927), quién trató de introducir la danza libre (huyendo del academicismo de las escuelas de ballet) dentro de los movimientos gimnásticos.

Dentro de la "Gimnasia Moderna" se debe tener en cuenta las aportaciones realizadas por Rudolf Bode (1881-1971), fundador de la escuela de Gimnasia Rítmica de Munich, defensor de la naturalidad del movimiento corporal cuando éste es estimulado de manera rítmica y pionero a la hora de incluir en sus sistemas de entrenamiento movimientos tan característicos de la GA como los rebotes o los saltos. La importancia que los seguidores de esta corriente dieron a la música como elemento inspirador de las emociones y sentimientos, propició que en 1966 grupos daneses aplicaran ritmos de jazz a la "Gimnasia Moderna" durante la "Gimnastrada" de Viena, originándose así uno de los pilares básicos sobre los que se asentará la Gimnasia Jazz o "Gim-Jazz", señalándose a Mónica Beckman como su verdadera creadora al tratar de conjugar el estilo de movimiento de la danza-jazz americana con el sistema neo-sueco de gimnasia .

1.4. NACIMIENTO DEL "AEROBIC"

En el año 1957, el Dr. Kenneth H. Cooper ingresa como cirujano en la base aérea militar de San Antonio (Texas). Durante los primeros años de su estancia, Cooper observó que muchos de los militares, a pesar de presentar un gran nivel de fuerza muscular, no eran capaces de afrontar con eficacia ejercicios de larga duración, como la natación o el ciclismo, por lo que empezó a vislumbrar la idea de que la forma física no sólo dependía de la capacidad muscular, sino que la habilidad del organismo para utilizar el oxígeno debería ser un factor determinante. En base a este razonamiento, Cooper realizó diferentes pruebas de esfuerzo para observar cómo las personas respondían al ejercicio prolongado, y cuál era el modo en el que el oxígeno era utilizado para ello. A partir de los resultados obtenidos y con la colaboración de una fisióloga, la coronel Pauline Patts, Cooper desarrolló un método de entrenamiento centrado en la realización de ejercicios basados en mantener el equilibrio existente entre el suministro y el consumo de oxígeno que el organismo necesita para producir energía, al objeto de que los futuros astronautas mejorasen su forma física. A finales de los años 60, gran parte de la población norteamericana era sedentaria, por lo que Cooper, dándose cuenta de que sus métodos de entrenamiento podrían ser perfectamente soportados por la población civil, decidió publicarlos, presentándolos bajo la forma de ejercicios aeróbicos, principalmente caminar, correr, nadar y pedalear. De este modo, en 1968 el libro *"Aerobics"* salió al mercado, y se convirtió en un "bestseller", que no sólo sentó las bases sobre las que se desarrollaron todas las investigaciones posteriores sobre los efectos del ejercicio en la salud, sino que también sirvió para que el número de personas activas aumentase exponencialmente.

Debido al "boom" que la práctica de ejercicio físico estaba experimentando, en 1969 Jacki Sorensen, profesora de baile con experiencia en la práctica de ballet, danza-jazz, moderna, hawaina y acrobática, fue elegida para desarrollar un programa de televisión con el objeto de que las mujeres de los militares destinados en la base aérea Estadounidense de Puerto Rico, pudieren entretenerse y ejercitarse a la vez. Empleando su amplia experiencia y gracias a los recientes conocimientos adquiridos sobre el ejercicio aeróbico difundido por Cooper, Jacki Sorensen decidió combinar la danza con un ritmo musical más intenso y vivo, creando una serie de coreografías que dieron lugar al primitivo aerobic, conocido entonces como "Aerobic Dance". Un año después, la familia de Jacki se mudó a New Jersey, dónde funda el primer estudio de aerobic (Aerobic Dancing Inc) y comienza a impartir las primeras clases de "Aerobic Dance" en el conocido instituto YMCA, expandiéndose su práctica a otros institutos y Universidades del país.

Paralelamente al nacimiento del "Aerobic Dance", en 1969 Juddy Sheppard Misset, bailarina profesional, decide combinar los pasos básicos de la danza jazz con la música pop, con el objetivo de alcanzar una intensidad aeróbica durante la ejecución de los mismos, creando así una nueva modalidad de ejercicio aeróbico, el "Jazzercise". En 1972 Juddy se muda a California y comienza a impartir clases de "Jazzercise" en el Instituo "La Jolla YMCA", convirtiendo esta nueva modalidad de ejercicio físico en una franquicia a nivel internacional (1976), a partir de la cuál se crean los primeros manuales y cursos para instructores (1977), así como los primeros vídeos (1979). En este mismo periodo, el Dr. Cooper se percata del gran potencial comercial del ejercicio aeróbico coreografiado en base a una estructura rítmica-musical, y decide publicar junto con su mujer el libro *Aerobics for Women*, lo que le da un nuevo empuje a esta práctica deportiva, estimándose que en 1978 al menos 6 millones de Norteamericanos disfrutaban de sus beneficiosos.

El marketing comercial y los medios de comunicación en seguida se percataron del potencial que este tipo de bailes aeróbicos tenían en las amas de casa y mujeres en general, decididas a buscar un tipo de ejercicio físico que les permitiese mantener su estética corporal y que pudiera ser realizado en el hogar, por lo que en 1980 se creó un programa de televisión para difundir su práctica. La explosión definitiva tuvo lugar poco después de que la conocida actriz y entusiasta del ballet Jane Fonda, tuviera que abandonar su práctica, tras fracturase un pie. Cómo modo alternativo de entrenamiento, Jane Fonda eligió la práctica del ya por entonces conocido como "Aerobic", bajo la supervisión del experto Leni Cazden. La experiencia fue tan gratificante que Jane publicó un libro, que bajo el nombre de *The Jane Fonda Workout*", recogía los métodos de entrenamiento por ella realizados. El libro no sólo fue un "Bestseller", sino que dio pie a que en 1982, la misma autora editase el primer vídeo de aerobic *"Jane Fonda's Workout"*, que se convertiría en el vídeo más vendido de la historia hasta ese momento. Todos estos acontecimientos provocaron que el número de practicantes de "Aerobic" en Estados Unidos pasase a ser de 19 millones en 1987.

El "Aerobic" desembarca en Europa en 1980, como una evolución de la Gimnasia Jazz y en España hacia 1982, dónde se retransmite el primer

17

programa de televisión que promociona su práctica, presentado por Eva Nasarre. Progresivamente esta actividad se va extendiendo por gimnasios y centros deportivos, siendo en 1991 cuándo se organiza el primer curso de certificación internacional bajo la dirección de la Asociación Americana de Aerobic y Fitness.

1.5. DEL "SPORTSAEROBICS" A LA GIMNASIA AERÓBICA

Al comienzo de la década de los 80, el movimiento del "Aerobic" y el "Fitness" se encuentra en pleno auge, sin embargo, carece de institucionalización, lo que impide que el "Aerobic" se convierta en una disciplina deportiva. Con un número creciente de practicantes, y la llegada de diferentes modalidades cada vez más exigentes como el "Aerobic de alto impacto", comienzan a celebrarse competiciones y a romperse estereotipos en cuánto al perfil de sus practicantes (principalmente mujeres). De este modo, en 1983 los expertos en marketing deportivo Howard y Karen Schwartz crean en Los Ángeles una asociación para difundir y defender los intereses y la práctica de las nuevas modalidades de fitness, el *"Sport Fitness Internacional"* (SFI), la cuál reconoce la creación de una nueva disciplina, el Aeróbic de competición (*"Competitive Aerobic"*), que pasa a llamarse "Sportaerobics". Poco tiempo después de que la SFI desarrolle la estructura competitiva de esta nueva modalidad, y tras haberse redactado en 1982 el primer reglamento por la *"Amateur Aerobic Union"* tiene lugar el primer campeonato nacional (*"Nacional Aerobic Championship"* ó NAC), en 1984. El "Sportaerobics" se expande rápidamente y en 1986, diferentes países comienzan a adoptar el modelo competitivo norteamericano. Tres años después, esta modalidad adquiere una estructura federativa a nivel nacional al crearse la Federación Estadounidense de Aeróbic Competitivo (*"United States Competitive Aerobics Federation"* ó USCAF). Esta institución se encarga de organizar y regular la práctica del "Sportaerobics" en Norteamerica, mientras que con el objeto de controlar y desarrollar dichas funciones a nivel mundial, en 1990 surge la Asociación Nacional de Campeonatos Mundiales de Aeróbic (*"Association of National Aerobic Championship Worldwide"* ó ANACW).

Como consecuencia de esta nueva estructuración organizativa y competitiva, en ese mismo año se celebra el primer campeonato del mundo en California, organizado por la ahora denominada Asociación Nacional de Campeones de Aeróbic (*"Association of National Aerobic Champions"* ó ANAC), y en el que, bajo la supervisión de la Federación Internacional de

Aeróbic Competitivo (*"International Competitive Aerobic Federation"* ó ICAF), se dieron cita 16 países. Paralelamente es también en 1990 cuándo la Federación Internacional de Aeróbic (*"Aerobic International Federation"* ó FIA), comienza en Japón su propio circuito de competiciones, teniendo cómo evento de mayor relevancia la Copa Mundial "Suzuki" (*"Suzuki World Cup"*).

La irrupción de la Gimnasia Aeróbica, se empieza a vislumbrar en 1994, año en el que en el Congresoo Mundial de la FIG, se toma la decisión de organizar campeonatos mundiales de "Sportaerobics" y estructurarlos de manera similar al resto de las modalidades gimnásticas. De este modo, en 1995 la FIG integra el "Sportaerobic" como disciplina oficial, siendo reconocida además por el Comité Olímpico Internacional (COI), y comienza a difundirse como Gimnasia Aeróbica (*"Aerobic Gymnastics"*), celebrándose ese mismo año el primer campeonato del mundo que reúne en París a 34 países. Este hecho, unido a la inclusión de la GA en los Juegos Mundiales (*"World Games"*) de 1997, supone el espaldarazo definitivo para que este deporte comience el camino hacia la consecución de modalidad olímpica. En 1998 se celebran las primeras competiciones para jóvenes, organizadas por categorías de edad (entre 7 y 17 años). Posteriormente la FIG continúa organizando campeonatos mundiales con cada vez mayor aceptación, llegándose a reunir representantes de 35 países diferentes en la categoría de élite durante los últimos campeonatos del mundo, celebrados en 2008 en Alemania.

En España, el Aeróbic deportivo, actualmente conocido como Gimnasia Aeróbica, es introducido por la Asociación Española de Fitness y Aeróbic (AEFA) a mediados de los años noventa, colaborando con la Real Federación Española de Gimnasia (RFEG), celebrándose el primer campeonato nacional en 1996. La novedad de esta práctica deportiva junto con el atractivo que ofrece a deportistas obligados a abandonar otras modalidades gimnásticas a edades tempranas, hacen que progresivamente vaya ganando adeptos, existiendo incluso clubes especializados únicamente en su práctica.

Debido al gran protagonismo que el aeróbic deportivo ha ido experimentando en años posteriores, especialmente en las zonas de Cataluña, Aragón y Valencia, España ha formado a algunos de los mejores deportistas internacionales, como es el caso Jonathan Cañada (siete veces campeón del mundo por la FIG), o de Alba de las Heras (su compañera en la modalidad de parejas), lo que sitúa a nuestro país en lo más alto del ranking mundial.

1.6. LA REGULACIÓN DE LA GIMNASIA AERÓBICA

Como consecuencia del carácter novedoso de la Gimnasia Aeróbica y quizás debido a la dificultad para unificar opiniones y esfuerzos relativos a la forma de promocionar esta modalidad deportiva, sobre todo a nivel internacional, la organización y regularización competitiva de la misma no depende a día de hoy de una única entidad, sino que hay diferentes asociaciones y organismos que de uno u otro modo, ejercen una influencia directa sobre este deporte.

Por un lado se encuentra la Federación Internacional de Aeróbic, creada en 1983 y que en principio se articulaba a través de dos grandes delegaciones, la Norteamericana, que además de su país, extendía su control por Sudamérica y Europa Occidental, y la Japonesa, que regulaba además la actividad desarrollada en Asia, Europa del Este y Oceanía, y que en 1989 absorbió a la primera. La Federación Internacional organiza una de las competiciones de mayor relevancia mundial, la "Suzuki World Cup", y coopera estrechamente con la FIG, persiguiendo el objetivo común de situar a la GA como modalidad olímpica.

Por otro lado se encuentra la FIG, que aparte de ser la única estructura deportiva reguladora de la GA reconocida por el COI, por la Asociación General de Federaciones Internacionales (*"General Association of International Sports Federations"*) y por la Asociación Internacional de Juegos Mundiales (*"International World Games Association"*), trata por todos los medios de elevar y afianzar el status de esta disciplina deportiva, organizando campeonatos mundiales y controlando su reglamentación. Como resultado de su labor, 74 de las 125 naciones pertenecientes a la FIG, promocionan y organizan competiciones de GA.

A esto hay que añadir que, debido a que el nacimiento y posterior progresión del "Sportaerobics" tuvo lugar en Norteamérica, es en este país dónde se encuentran una serie de organizaciones deportivas que mantienen este término como modo de referirse a la Gimnasia Aeróbica, y que han sido protagonistas de diversos conflictos que provocaron en el año 2002 el veto de la FIG a sus competiciones más relevantes.

De este modo, la ANAC, fundada en 1990, integra a los deportistas estadounidenses y ejerce como órgano sancionador de la ANACW, además de organizar dos de las competiciones de mayor importancia a nivel mundial, la *"ANAC World Sportaerobic Championship"* y la *"ANAC World Youth Sportaerobics Championship"*, dirigida a las categorías inferiores de este deporte, siendo la UCSAF quién, desde 1989 gestiona las competiciones a nivel nacional. Además, en este país hay que destacar el papel fundamental que ejerce la SIF, pues controla toda la promoción y el marketing que acompaña a este deporte, teniendo así una enorme influencia en los patrocinadores y por tanto en el potencial económico de la GA.

Otras organizaciones de especial relevancia en este deporte son la Unión Europea de Gimnasia (UEG), responsable de los Campeonatos Europeos, o la "Federación Internacional de Sports Aerobics y Fitness" (FISAF), que desde 1996, año en el que la IFAC se escinde y reparte su poder entre la ANAC y ésta misma, se dedica sobre todo a formar a los profesionales del sector y a promocionar su práctica, sobre todo a nivel europeo.

A pesar de esta diversidad organizativa, todas las instituciones persiguen el mismo objetivo, aupar a la GA a la categoría de deporte olímpico. Para ello, y dado que dos pasos fundamentales para que esto se cumpla son la aplicación de un mismo reglamento en todas las competiciones, y la existencia de un único evento que tenga carácter de campeonato del mundo, la ANAC optó a partir de 2006 por aceptar y aplicar el código de puntuación de la FIG y decidió sustituir el calificativo de "Mundial" por el de "Internacional" en sus dos competiciones más importantes, que pasaron a llamarse *"ANAC International Aerobic Championship"* y *"ANAC International Youth Aerobic Championship"*, respectivamente. Como consecuencia, a día de hoy se estima que unos 45 países celebran competiciones nacionales para que sus atletas puedan participar en todos los eventos de carácter internacional y en el campeonato del mundo, al objeto de que ninguno de éstos pierda el prestigio adquirido a lo largo de los años.

En España la GA está prácticamente regulada en su totalidad por la RFEG, que se ha preocupado de ir introduciendo nuevas modalidades (como por ejemplo la de grupo), creando nuevas categorías (alevín, infantil, adultos, open...) e incluso organizando eventos deportivos de "Promoción", en las que el carácter competitivo queda en un segundo plano. Por todo ello, la GA es un deporte en auge que cada día capta más adeptos, bien sean participantes, o simples espectadores, lo que sin duda facilitará que ésta adquiera en un futuro no muy lejano, el status de deporte olímpico.

Capítulo II
NORMATIVA TÉCNICA DE LA GIMNASIA AERÓBICA

La normativa técnica de la GA, es responsabilidad de la RFEG y de la FIG, encontrándose en los portales webs de las mismas, toda la información referente a este aspecto. Sin embargo, para todos aquellos interesados en este deporte y ajenos al mismo, posiblemente su lectura y posterior comprensión se convierta en una empresa un tanto complicada, dado el gran número de normas, elementos y aspectos de valoración reglamentaria, de los que consta la normativa. Por todo ello, el objetivo de este capítulo es presentar toda la información relativa a la normativa técnica de la GA de una forma más amena, manejable y asequible, facilitando su comprensión a todos los niveles.

Debe tenerse presente que el reglamento de la GA suele variar en ciertos aspectos cada cuatro años hábiles, es decir se cuenta el año en el que se produce el cambio, con el fin de adaptarse a las sugerencias realizadas por las diferentes agrupaciones que conforman el mundo de este deporte. Así, la información que a continuación se presenta, ha sido interpretada a partir de la normativa más reciente a la hora de la publicación de esta obra, aconsejándose la supervisión del reglamento, a través del portal web de las federaciones pertinentes, dada la posibilidad de previsibles cambios en posteriores competiciones.

Por último, conviene mencionar que en este capítulo a penas se hace referencia alguna a la modalidad de la GA, conocida como Fit-Step. Esto es debido a que el objetivo de este libro es presentar la GA de la manera más específica y concreta posible, atendiendo a las modalidades competitivas predominantes, y de mayor aceptación.

2.1. APARATOS DE COMPETICIÓN

La GA cuenta con una superficie homologada para celebrar sus competiciones (figura 1), que debe ser de 12 x 12 m, debiendo delimitarse claramente en la misma un área de competición de 7 x 7 m para individuales, y de 10 x 10 m para parejas, tríos y grupos, según la FIG. Sin embargo, estas dimensiones varían ligeramente de acuerdo con reglamento de la RFEG, que se aclararán posteriormente. Las áreas de competición del tapiz deben estar delimitadas con una cinta de color negro de 5 cm de ancho, y también pertenecen al área de competición. Es decir el deportista puede pisarlas sin penalización alguna. La superficie de competición debe estar situada encima de un escenario, mayor de 14x14 m, enfrente del cuál se colocarán los jueces de Artística, Ejecución y Dificultad. Detrás de los mismos, se situarán el Responsable del Panel y el Jurado Superior y diagonalmente (en las esquinas) los Jueces de Línea. Solo pueden utilizarse para las competiciones suelos con el certificado de la FIG.

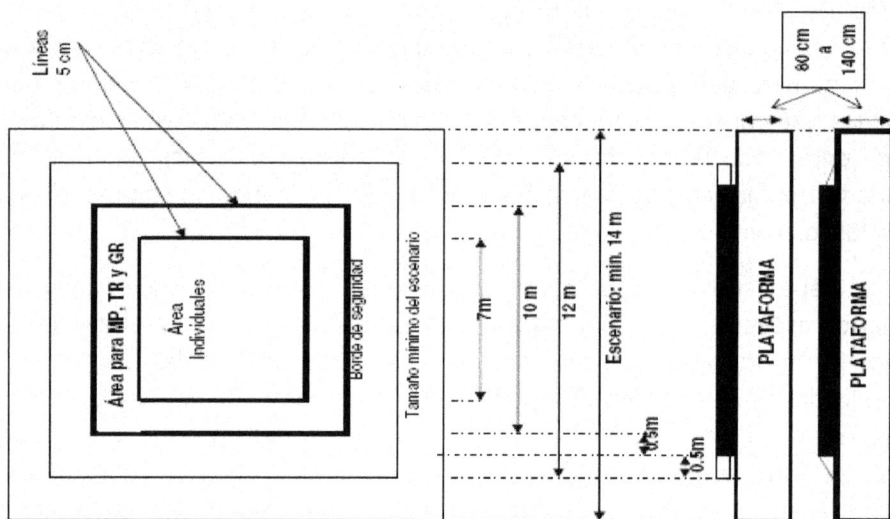

Figura 1. Escenario y suelo de competición de individuales y parejas, tríos y grupos.

Todos los competidores, entrenadores y todas las personas no autorizadas tienen restringido el acceso al área de espera durante la competición, excepto cuando sean llamados por un oficial del Comité Organizador o de la FIG. Mientras que los entrenadores deben permanecer en el área de espera cuando sus competidores están compitiendo. Además, el área de jueces está totalmente restringida a cualquier persona ajena a este sector. Conviene puntualizar que el incumplimiento de estas restricciones puede acarrear la descalificación del competidor, de acuerdo con la consideración del Responsable del Panel de Jueces.

2.2. CATEGORÍAS DE LA GIMNASIA AERÓBICA

Las categorías en GA, se establecen en primer lugar en base al número y sexo de los competidores, así, además de Individual Femenino (IW) e Individual Masculino (IM), existe la Pareja Mixta (MP), el Trío (TR) (hombres/mujeres/mixtos) y Grupos (GR) (6 competidores; hombres/mujeres/mixtos). En relación a la edad con la que los gimnastas pueden comenzar a competir, primeramente se distingue una categoría "Base", organizada en Nivel 1 (8-9 años), Nivel 2 (10-11 años), Nivel 3 (12-14 años) y Nivel 4 (a partir de 15 años). Por otra parte, y atendiendo al código FIG, hay que diferenciar entre "Alevín" (Nivel 5; 9-11 años), "Infantil" (Nivel 6; 12-14 años), "Junior" (Nivel 7; 15-17 años), y "Senior" (Nivel 8; de 18 años en adelante).

2.3. MODALIDADES DE LA GIMNASIA AERÓBICA

De acuerdo con las categorías comentadas con anterioridad, se distinguen las siguientes modalidades, según la Normativa Técnica de acuerdo con lo generalmente respetado en los Campeonatos de España.

BASE	CÓDIGO FIG
Individual (masculino y femenino) Parejas/Trío Grupos (de 4 a 7 componentes)	Individual Masculino Individual Femenino Parejas Tríos Grupos (de 4 a 7 componentes) Las parejas, tríos y grupos pueden ser masculinos, femeninos o mixtos

Tabla 1. Modalidades competitivas en la Gimnasia Aeróbica (excluyendo Fit-Step).

La inscripción de los gimnastas se llevará a cabo a través de las Federaciones Autonómicas, que podrán registrar a cuantos participantes consideren con nivel técnico suficiente para el Campeonato de España. Se entiende que serán seleccionados por modalidad y categoría, de forma que los inscritos en categoría Base (de 8 a 15 años, según sea del nivel 1, 2, 3 ó 4) no podrán inscribirse en Nivel FIG (categorías alevín, infantil, júnior y sénior). No obstante los que participen en este último, podrán participar en la categoría de grupos en nivel base, transcurridos dos años. Por otro lado, los gimnastas que obtengan la primera posición en las modalidades individual y pareja/trío en los niveles 1, 2 y 3 de la categoría Base, promocionarán automáticamente, en el campeonato del año siguiente, al programa técnico FIG, en el nivel que por su edad les corresponda. Así mismo un mismo gimnasta no podrá participar en más de una pareja, trío, grupo ó club, aunque si podrá participar de forma individual en la categoría que por su edad le corresponda, si en lo que se ha inscrito previamente es en una categoría superior. Además en los grupos y en los tríos podrán inscribirse un máximo de dos y un gimnasta, respectivamente, si son de la categoría de edad inmediatamente inferior.

Para constituir las diferentes selecciones nacionales, para formar parejas, tríos o grupos en nivel FIG, se permitirá la participación de gimnastas de diferentes clubes, aunque deberán pertenecer a la misma Federación Autonómica, ya que será a quien representen, es decir a su comunidad autónoma, no a un club particular. Esto deberá ser solicitado por escrito antes del fin del plazo de inscripción, y aceptado por el seleccionador nacional y autorizado por la RFEG. Por el contrario, si las Federaciones Autonómicas que cumplan con los requisitos de participación, quieren optar a la clasificación por clubes, deberán remitirlo por escrito a la RFEG, especificando las categorías a las que opta cada club, con su nombre oficial. La información presentada sólo podrá ser modificada alegando problemas de salud en los gimnastas, notificados antes de 24 horas, mediante la presentación de un certificado médico oficial (esto también se aplica en los campeonatos internacionales), lo que será considerado como inscripción oficial, si está dentro de plazo.

2.4. DESARROLLO DEL CAMPEONATO

Para que el campeonato pueda ser desarrollado con normalidad, objetividad y rigurosidad, todos los participantes deberán ajustarse al Reglamento General de Competición y Reglamento de Licencias en vigor de la RFEG. En caso de discrepancia entre lo establecido en esta Normativa Técnica y el Reglamento General de Competición, prevalecerá lo establecido en el Reglamento General de Competición vigente. No obstante se dan algunos casos, no contemplados en esta Normativa Técnica, en los que se aplicará lo estipulado para tal efecto el código de puntuación de GA de la FIG. De esta manera, aquellos gimnastas que participen por primera vez en cualquiera de las competiciones de GA de la RFEG, deberán tener acreditada la superación del Grado 1 del Sistema de Capacitación y Acceso a la Competición Nacional basado en Grados (SISCAP).

El desarrollo del campeonato variará dependiendo de la categoría, de forma que en las categorías Base se realiza un único pase. Por el contrario, de acuerdo con los niveles que conforman el código FIG, esto varía. Así pues en "Alevín" e "Infantil", si hay 8 participantes ó menos por modalidad, tendrá lugar un único pase, sino se competirá en semifinales y finales, accediendo a las finales los 8 primeros clasificados de cada modalidad. Esto es igual en "Junior" y "Senior".

La clasificación de clubes, es posible solo en categorías Base y Código FIG, y se obtendrá teniendo en cuenta las 3 mejores notas de los ejercicios en semifinales, participando con un mínimo de 3 y un máximo de 4. Así mismo la RFEG se reserva el derecho de unificar las modalidades de parejas y tríos, o tríos y grupos, sólo en nivel FIG, para facilitar que haya competición entre los inscritos.

Para que dicho evento se desarrolle con normalidad los delegados entregarán tres copias de los elementos de dificultad de cada uno de los ejercicios, en base al modelo oficial de la RFEG, con el fin de facilitar la evaluación de las rutinas de competición. En caso de empate se aplicará el reglamento FIG, en el que se establece que este se romperá basándose en los siguientes criterios y en este orden:

• La nota más alta de Ejecución

• La nota más alta en Artística

• La nota más alta en Dificultad

• Todas las notas de los jueces de ejecución se tomarán en consideración (sin eliminar la más alta ni la más baja)

• Se tomará en consideración las 3 notas más altas de los jueces de ejecución

• Se tomarán en consideración las 2 notas más altas de ejecución, etc.

• El mismo procedimiento para los jueces de artística

En cuanto a la presentación del gimnasta en el tapiz de competición, si este se retrasa más de 20 segundos después de haber sido llamado, el Responsable del Panel le descontará 0,5 en la puntuación Si el retraso se extiende a 60 segundos, este será descalificado perdiendo todo el derecho de participar en la categoría a la que se presente (*"Walk Over"*). Por otro lado se deberá habilitar una sala de entrenamiento para los competidores con 2 días de antelación al comienzo de la competición, que constará de un equipo de sonido y un suelo de competición completo. El uso de la sala se establecerá en función de un sistema de rotación establecido por el Comité Técnico de Gimnasia Aeróbica, con el fin de garantizar el acceso a todos los competidores para que tomen contacto con el material que usarán posteriormente.

Por último, se debe mencionar que cada club podrá contar con la presencia de un gimnasta reserva en tríos y un máximo de dos en grupos, por si dadas las circunstancias, fuesen requeridos, por lo que serán contabilizados como competidores. No obstante, su participación deberá ser comunicada por escrito al delegado federativo en la reunión de delegados, a no ser que se produzca un cambio urgente por enfermedad o lesión antes del inicio de la competición. En este caso, es el médico oficial de la competición quien deba certificar la imposibilidad de competir del gimnasta titular.

2.5. VALORACIÓN DE LOS ELEMENTOS

El reglamento de la GA establece un gran número de elementos, de cuya ejecución depende en gran medida el éxito del gimnasta durante la competición (Tabla 2). En el siguiente capítulo se explicarán detalladamente dichos elementos, cuya valoración, de acuerdo con la normativa vigente, se presenta a continuación, por estar directamente ligada con los aspectos reglamentarios de la disciplina, objeto de este capítulo. De nuevo, esta lista de elementos se puede encontrar, y aconsejamos sea supervisada cada año, en el portal web de la RFEG.

LISTA DE ELEMENTOS BASE	
GRUPO 1 - FUERZA DINÁMICA	
VALOR 0.1	**VALOR 0.2**
Desde rodillas extensión piernas atrás y volver	Flexión 4 apoyos piernas juntas (A101)
Caída libre desde rodillas	Caída libre desde lunge (fondo)
Forma en A piernas separadas	Flexión pliométrica con apoyo de rodillas
Circulo con 1 pierna	
Flexión 4 apoyos piernas separadas	Forma en A piernas juntas pies
VALOR 0.3	**VALOR 0.4**
Caída libre desde de pie con piernas separadas	Caída libre desde de pie pies juntos
Flexión 2 brazos 1 pierna (A102)	Circulo 1 pierna desde posición de push up (A261)
Flexión pliométrica con pies apoyados	Push up 1 brazo 2 piernas (A103)
	Wenson push up (A143)
	Desde High V volver a posición supina (A232)
	Flexión 4 apoyos bisagra (A132) ó lateral (A112)

Requerimientos mínimos para el grupo 1:

1. Todos los elementos con caída recibirán valor 0

2. La distancia entre el pecho y el suelo no debe ser superior a 10 cm.

3. Ángulo de 60° entre piernas y tronco en las formas en A

4. No tocar con el pecho u otra parte del cuerpo en los aterrizajes

5. Círculos completos de pierna

6. Espalda horizontal en la posición High V

GRUPO 2 - FUERZA ESTÁTICA	
VALOR 0.1	**VALOR 0.2**
Cuerpo extendido posición supina Apoyo 1 rodilla extensión brazo y pierna contraria Sentados posición V abierta Apoyo lateral 1 mano Mantener en push up 1 mano 2 pies	Apoyo en L pies en el suelo Sentados posición V cerrada Apoyo lateral 1 mano 1 pie elevado Straddle support 1 mano delante otra detrás, un talón al suelo.
VALOR 0.3	**VALOR 0.4**
Straddle support (B102) manos delante ó 1 mano delante otra detrás Mantener en push up 1 mano 1 pie Straddle support 1 pierna elevada (B122) Doble wenson elevada estática	Apoyo en L pies en el suelo Straddle full support lever (B212) Straddle support ½ giro (B103) Straddle V support (B173) Wenson elevada estática (B212)
Requerimientos mínimos para el grupo 2: 1. Todos los elementos con caída recibirán valor 0 2. Mantener la dificultad un mínimo de 2 segundos 3. No tocar el suelo con ninguna otra parte del cuerpo	

GRUPO 3 – SALTOS	
VALOR 0.1	**VALOR 0.2**
Salto galope 1 giro Salto vertical ½ giro Salto agrupado (C262) Salto en sagital impulso 2 pies a 90°	Salto vertical 1 giro = Air turn (C103) Salto agrupado ½ giro (C263) Salto en sagital impulso 2 pies a + de 90° Hitch Kick
VALOR 0.3	**VALOR 0.4**
Zancada sagital (impulso 1 pie) (C623) Salto vertical ½ giro a split (C113 – C123) Salto agrupado a split (C273) Scissors Kick (C782) Escala sagital salto a push up (C 222)	Cosaco (C 463) Carpa abierta (C383) o zancada lateral (C703) Salto agrupado 1 giro (C 264) Salto split sagital impulso 2 pies (C663) Salto split sagital impulso 2 pies a split (C674) Salto vertical 1 giro a split (C114 – C124) Salto agrupado ½ giro a split (C274) Free Fall (C143)

Requerimientos mínimos para el grupo 3:

1. Todos los elementos con caída recibirán valor 0

2. Las piernas deben llegar en la fase aérea a la horizontal (paralelas al suelo) en aquellos

saltos que sea requerido

3. En el salto agrupado el muslo debe llegar a la altura de la cintura

4. Debe marcarse en el aire la posición requerida

GRUPO 4 – EQUILIBRIOS, GIROS, FLEXIBILIDAD Y OTROS	
VALOR 0.1	**VALOR 0.2**
Passé cerrado pie en relevé Pie plano con pierna libre a 45° grados Tendido supino pierna a 90° otra extendida Posición pike o straddle sentado en el suelo (45°) 4 Kikcs sagitales a 90° Pierna extendida atrás (45°) pie plano	Tendido supino pierna a 135° Círculos con las piernas a 135° ½ giro Posición pike o straddle completa inversa Patada en abanico 135° 4 Kikcs sagitales a 135° (D171) Pirueta ½ giro Pie plano pierna libre a 90°
VALOR 0.3	**VALOR 0.4**
Pirueta 1 giro (D102) Escala sagital Sagital split (D181) Frontal split (D201) Vertical Split sin apoyo a 135° Tendido supino pierna a 180° (D192) 4 Kikcs sagitales a más de 135° (D172)	Pirueta 1 ½ giro (D103) Equilibrio a 135° o más 1 giro en spagat sagital (split roll) (D193) Pasada de sapo (pancake) (D213) Vertical o Frontal Split con apoyo a 180° (D182) ó (D202) 4 Kicks sagitales a 135° con 1 giro Capoeira 180° (D222)

Requerimientos mínimos para el grupo 4:

1. Todos los elementos con caída recibirán valor 0
2. Mantener la dificultad estática un mínimo de 2 segundos
3. Giros completos (medios o enteros) y en relevé
4. Realizar el ángulo requerido como mínimo en cada elemento
5. Círculos (rotaciones) completas de piernas.

Tabla 2. Valoración de los elementos en la gimnasia aeróbica, según criterios de la RFEG (disponible en su portal web).

2.6. PROGRAMA TÉCNICO

El contenido de los ejercicios incluidos en la coreografía de todo gimnasta debe corresponder con el programa técnico de cada una de las categorías que se reconocen en esta normativa. El programa técnico aquí expuesto (Tabla 3) es el que corresponde a la RFEG, y se presenta tal y cómo se puede encontrar en su portal web. Dicho programa presenta pequeñas distinciones con el de la FIG, siendo la más clara el sistema de categorías, pues en el segundo establece únicamente tres para competiciones internacionales.

La valoración del gimnasta se basará principalmente en dos aspectos fundamentales, como son la Evaluación Artística, y la Evaluación de la Ejecución. La valoración artística no se debe identificar con lo que el gimnasta ejecuta, sino con el cómo lo ejecuta. De este modo, los jueces deben decir la puntuación otorgada al gimnasta en este apartado atendiendo a los siguientes criterios (máximo de puntos según apartados lo compongan):

- Composición de la Coreografía (Máximo 4 Puntos)

En este apartado los jueces evalúan el QUÉ, CÓMO y DÓNDE de los siguientes parámetros cuándo son realizados por los gimnastas:

- Patrones de movimiento aeróbico.

- Elementos de dificultad.

- Transiciones y enlaces movimientos.

- Figuras/elevaciones (MP/TR/GR).

- Compañerismo (MP/TR/GR).

Así mismo se atiende a cinco aspectos básicos de toda rutina:

- Dinamismo y fluidez.

- Complejidad y creatividad de los movimientos (excepto para las secuencias de Patrones de Movimiento Aeróbico "PMA" que serán evaluadas en el Contenido Aeróbico y los elementos de dificultad, valorados por los jueces de Dificultad).

	BASE		ALEVÍN	INFANTIL	JUNIOR
	NIVELES 1 y 2	NIVELES 3 y 4	NIVEL 5	NIVEL 6	NIVEL 7
EXCEPCIONES	No aterrizajes en push up de 1 brazo No soportes en 1 brazo No push up de 1 brazo	No aterrizajes en push up de 1 brazo No soportes en 1 brazo No push up de 1 brazo	No aterrizajes en push up de 1 brazo No soportes en 1 brazo No push up de 1 brazo	No aterrizajes en push up de 1 brazo No soportes en 1 brazo No push up de 1 brazo	No aterrizajes en push up de 1 brazo
DURACIÓN DE LA MÚSICA ***	1 minuto 15 segundos (+ / - 5 segundos)	1 minuto 15 segundos (+ / - 5 segundos)	1 minuto 15 segundos (+ / - 5 segundos)	1 minuto 30 segundos (+ / - 5 segundos)	1 minuto 30 segundos (+ / - 5 segundos) para individuales 1 minuto 45 segundos (+ / - 5 segundos) para parejas, tríos y grupos
NÚMERO TOTAL DE DIFICULTADES	6 máximo	6 máximo	6 máximo	8 máximo	10 máximo
ELEMENTOS EN EL SUELO	Máximo 4	Máximo 4	Máximo 4	Máximo 6	Máximo 6

34

ELEMENTOS OBLIGATORIOS*		A101 Push up ó A102 1 leg push up (push up con 1 pierna) B102 Straddle support ó B173 Straddle V support C262 Salto agrupado ó C263 ½ giro salto agrupado D181 Spagat en el suelo ó D183 Split roll	A101 Push up ó A132 Hinge push up (push up bisagra) B102 Straddle support ó B103 Straddle support ½ giro C103 Air turn ó C104 1 ½ giro air turn D213 Pasada de sapo (pankace)	A143 Wenson push up ó A144 Lifted wenson B104 Straddle support 1/1 turn ó B105 Straddle support 1 ½ turn C383 Straddle jump ó C384 ½ giro Straddle jump D183 Free Vertical split
MÁXIMO VALOR DE LOS ELEMENTOS PERMITIDO	De 0,1 a 0,4	De 0,1 a 0,4 y 1 elemento de 0,5 permitido (opcional)	De 0,1 a 0,5 permitido un elemento de 0,6 y uno de 0,7	De 0,1 a 0,6 permitido 1 elemento de valor 0,7 y otro de 0,8
ATERRIZAJES EN PUSH UP	0	0	Máximo 1	Máximo 1
ATERRIZAJES EN SPLIT	Máximo 1	Máximo 1	Máximo 1	Máximo 2
LISTA DE ELEMENTOS (GRUPO 1, 2, 3 Y 4)	1 elemento de cada grupo como mínimo	1 elemento de cada grupo como mínimo	2 elemento de cada grupo	2 elemento de cada grupo

COMBINACIONES	No se dará valor a las combinaciones realizadas	No se dará valor a las combinaciones realizadas	Los elementos obligatorios deberán realizarse de forma aislada No se dará valor a las combinaciones realizadas	Los elementos obligatorios deberán realizarse de forma aislada	Los elementos obligatorios deberán realizarse de forma aislada
ELEVACIONES / FIGURAS	1	1	1	1	2
VESTUARIO	Según código de la FIG Uso opcional de medias en mujeres	Según código de la FIG Uso opcional de medias en mujeres	Según código FIG Uso opcional de medias en mujeres	Según código FIG	Según código FIG
ESPACIO	7 x 7 para todas las modalidades	7 x 7 para todas las modalidades	7 x 7 para individuales, parejas y tríos 10 x 10 para grupos	Código FIG	Código FIG
DEDUCCIONES	1,0 punto por cada elemento realizado no incluido en la lista de elementos 1,0 punto por cada elemento a 1 brazo ,0 punto por cada elemento de más 1,0 punto por falta de	1,0 punto por cada elemento realizado no incluido en la lista de elementos 1,0 punto por cada elemento a 1 brazo 1,0 punto por elementos de más 1,0 punto por falta de	1,0 punto por más de 1 elemento con un valor de 0,5 y por elementos de valor superior a 0,5 (cada uno) 1,0 punto por elementos en 1 brazo (soporte, push up y	1,0 punto por más de 1 elemento de valor de 0,6 / 0,7 y elementos de valor superior a 0,7 (cada uno) 1,0 punto por cada elemento de más en 1 brazo (soporte, 1 brazo	1,0 punto por más de 1 elemento de valor de 0,7 / 0,8 y por cada elemento de valor superior a 0,8 1,0 punto por cada push up a 1 brazo de más 1,0 punto por falta de

grupo (1, 2, 3, y 4)	grupo (1, 2, 3, y 4)	aterrizaje)	push up o aterrizaje)	grupo (A, B, C, D)
1,0 punto por cada elemento de más en el suelo	1,0 punto por cada repetición de elemento	1,0 punto por falta de grupo (A, B, C, D)	1,0 punto por cada elemento que falte de los grupos (A, B, C, D).	1,0 punto por cada elemento de más en el suelo.
1,0 punto por cada repetición de elemento	1,0 punto por cada aterrizaje a split de más o push up	1,0 punto por cada elemento de más.	1,0 punto por más de 6 elementos en el suelo cada uno	1,0 punto por cada repetición de elemento.
1,0 punto por más de 1 aterrizaje a split (cada uno) y push up	0,5 puntos por falta de la elevación o por cada elevación de más (juez responsable)	1,0 punto por repetición de elementos.	1,0 punto por repetición de elemento.	1,0 punto por cada elemento de más. (10 max.)
0,5 puntos por falta de la elevación o por cada elevación de más (juez responsable)		1,0 punto por cada aterrizaje de más a push up o a split	1,0 punto por cada elemento de más.	1,0 punto por cada aterrizaje a push up de más.
		1,0 punto por cada elemento obligatorio faltante	1,0 punto por cada aterrizaje a push up o split.	1,0 punto por cada elemento obligatorio faltante
		0,5 puntos por falta de la elevación o por cada elevación de más (juez responsable)	1,0 punto por cada elemento obligatorio faltante	0,5 puntos por falta de la elevación o por cada elevación de más (juez responsable)
			0,5 puntos por falta de la elevación o por cada elevación de más (juez responsable).	

SENIOR-NIVEL 8	Será de aplicación en esta categoría y en todas las modalidades, el código de puntuación de Aeróbic de la FIG para el ciclo olímpico 2009 – 2012 con todas las posibles modificaciones y actualizaciones que realice la FIG.

	DESARROLLO NACIONAL	GRUPO DE EDAD 1	GRUPO DE EDAD 2
EDAD	10-12 en el año de competición	12-14 en el año de competición	15-17 en el año de competición
CATEGORÍAS	Individuales, Trío	IW, IM, MP, TR, GR *	IW, IM, MP, TR, GR
EXCEPCIONES	Igual al RFEG	Igual al RFEG	Igual al RFEG
DURACIÓN DE LA MÚSICA	Igual al RFEG	Igual al RFEG	Igual al RFEG
NÚMERO TOTAL DE DIFICULTADES	Igual al RFEG	Igual al RFEG	Igual al RFEG
ELEMENTOS EN EL SUELO	Máximo 4	Máximo 6	Máximo 6
ELEMENTOS OBLIGATORIOS**	Igual al RFEG(dificultades 101, 262, 181), pero sin contemplar el siguiente elemento: B102 Straddle support ó B173 Straddle V support	Igual al RFEG (dificultades 101, 102, 103 y 213). Serían 4 obligatorios y 4 opcionales	Igual al RFEG (dificultades 143, 104, 383,183) Serían 4 obligatorios y 6 opcionales
MÁXIMO VALOR DE LOS ELEMENTOS PERMITIDO	Igual al RFEG, pero sin la opción del elemento de dificultad de 0,5 de valor.	Igual al RFEG, pero sin la opción del elemento de dificultad de valor 0,6/ 0,7	Igual al RFEG, pero sin la opción del elemento de dificultad de valor 0,8
ATERRIZAJES EN PUSH UP	Igual al RFEG	Igual al RFEG	Máximo 2, no 1 como en al reglamento RFEG
ATERRIZAJES EN SPLIT	Igual al RFEG	Igual al RFEG	Igual al RFEG

LISTA DE ELEMENTOS (GRUPO 1, 2, 3 Y 4)			
ELEVACIONES / FIGURAS	Igual al RFEG	Igual al RFEG	Igual al RFEG
VESTUARIO	Según código FIG. Uso de medias opcional, se permite malla entera tipo short para ambos sexos.	Según código FIG	Según código FIG
ESPACIO	7 x 7 para individuales, parejas y tríos. 10 x 10 para grupos	7 x 7 para individuales, parejas y tríos. 10 x 10 para grupos	7 x 7 para individuales, parejas y tríos. 10 x 10 para grupos
DEDUCCIONES	1,0 punto por elemento con un valor de más de 0,4. 1,0 punto por elementos en 1 brazo (soporte, push up y aterrizaje). Resto de deducciones según las instrucciones del código FIG, expuestos en el código de la RFEG	1,0 punto por elemento con un valor de más de 0,5. 1,0 punto por elementos en 1 brazo (soporte, push up y aterrizaje). Resto de deducciones según las instrucciones del código FIG, expuestos en el código de la RFEG	1,0 punto por elemento con un valor de más de 0,7. 1,0 punto por elementos en 1 brazo (soporte, push up y aterrizaje). Resto de deducciones según las instrucciones del código FIG, expuestos en el código de la RFEG

Tabla 3. Programa técnico de la gimnasia aeróbica según criterios de la RFEG

** Elementos obligatorios: Se deberá escoger solo UN ELEMENTO DE CADA GRUPO de los listados (por ejemplo el C383 ó el C384)

** Tener en cuenta que el reglamento de la RFEG ofrece dos elementos de similar grado de dificultad.

*** Con respecto a la música elegida, esta deberá tener una buena calidad de sonido y puede ser una combinación de melodías con efectos de sonido. Deberá estar grabada en la primera cara, o al inicio del formato musical elegido (generalmente disco compacto digital "CD"). Se le entregarán dos copias de esta al comité de competición.

- Variedad en la selección de los movimientos mostrando (excepto para las secuencias de PMA).

- Efectivo uso del espacio de competición y la distribución de movimientos a lo largo de toda la rutina.

• Contenido Aeróbico (Máximo 3 Puntos)

En el Contenido Aeróbico, los jueces evalúan el CÓMO han sido las Secuencias de Patrones de Movimiento Aeróbico. Teniendo en cuenta variaciones de pasos con movimientos de brazos y el empleo de pasos básicos en combinaciones con un alto nivel de coordinación corporal. Los parámetros a valorar son:

- Variedad de los Patrones de Movimiento.

- Complejidad y creatividad de los Patrones de Movimiento Aeróbico.

- Cantidad y equilibrio de los Patrones de Movimiento Continuos.

• Presentación y Musicalidad (Máximo 3 Puntos)

Los jueces evalúan la presentación total creada por el(los) competidor(es) a través de su rutina y el uso de la música. De forma que se tendrán en cuenta los siguientes factores:

- Presentación: aspecto físico y habilidades físicas, mostrando confianza a través de expresiones naturales faciales.

- La construcción de la música adaptada para la GA deberá reflejar y proveer las características principales de la misma.

- El uso de la música en la coreografía todos los movimientos deben ir al tiempo con los *"beats"* / frases de la música (*"Timing"*). Debe percibirse que la coreografía está creada para esa música específicamente.

En lo referido a la Evaluación de la Ejecución, se debe atender a la "Calidad Técnica" en la ejecución de los elementos y movimientos y a la "Sincronización", esto último tanto entre los miembros del grupo como de éstos con la música. En este apartado también se valora especialmente la condición física que muestre el gimnasta, sobre todo en lo relativo a la forma, postura y alineación en la realización de los elementos, sin olvidar la precisión en su ejecución y los niveles de fuerza, potencia, resistencia y flexibilidad alcanzados. La nota máxima final de este apartado también es de 10 puntos. En la tabla 4 se muestra la escala de valoración mediante la que se otorga puntuación al gimnasta, en función de los criterios comentados.

Pobre	Satisfactorio	Bueno	Muy bueno	Excelente
0.0 – 0.3	0.4 – 0.5	0.6– 0.7	0.8 – 0.9	1.0

Tabla 4. Escala de puntuación de los criterios artísticos y de ejecución.

Toda la información hasta aquí expuesta, está básicamente relacionada con la GA a nivel nacional, y por lo tanto se rige por el código de puntuación de la RFEG. Sin embargo, cuándo un club participe en una competición de carácter internacional, debe regirse por el código de puntuación de la FIG.

2.7. CÓDIGO DE INDUMENTARIA

En la GA, la indumentaria debe atender al perfil del deportista, es decir, mantener en todo momento una imagen atlética y limpia, pero relacionada con la gimnasia, de ahí que surja el código de indumentaria. Por este motivo, están prohibidos otro tipo de atuendos de estilo teatral, de comedia musical o circo. A este respecto, existe un código de puntuación, que establece una sanción de 0,2 puntos si se infringen cualquiera de las normas en él recogidas. Los principales aspectos a cuidar son:

- El cabello debe estar bien fijado cerca de la cabeza, con un moño o coleta.

- El competidor debe llevar zapatillas deportivas de aeróbic blancas y calcetines blancos visibles por los jueces.

- No está permitida, la pintura corporal y el maquillaje solo se autoriza en mujeres y muy natural.

- Están prohibidos accesorios sueltos y adicionales al maillot, o joyería.

- Se permiten vendajes de color piel.

- El maillot debe estar fijo y ajustado, sin mostrar la ropa interior.

El maillot de GA debe estar elaborado en material no transparente, sin mostrar ningún tipo de temática prohibida (guerra, violencia, temas religiosos). Así mismo, existen distinciones entre las mujeres y los hombres, por lo que para las primeras el maillot será de una sola pieza con medias de color piel o trasparentes (no mas alto que la cadera, sin superar la cresta ilíaca, cubriendo totalmente la entrepierna) o maillot entero (desde la cadera a los tobillos). Además el escote no puede ser mas bajo que la mitad del esternón por delante y no más debajo de la línea de los omóplatos en la espalda. Para los hombres, el maillot será de una sola pieza o bien un pantalón corto ceñido al cuerpo y camiseta elástica ajustada, sin cortes, siendo el de axila por encima de las escápulas. Tampoco están permitidas las lentejuelas y piedras brillantes. Conviene mencionar también que cada gimnasta debe llevar su identificación o emblema nacional o autonómico en su maillot de competición, de acuerdo con los reglamentos de la FIG, al igual que los logos publicitarios y de esponsorización. Por último, cabe reseñar que en el momento de la inauguración o clausura del evento los gimnastas deberán llevar puesto el chándal del Club o Federación.

2.8. FUNCIONES Y CRITERIOS DE LOS JURADOS

Debido al gran número de criterios a evaluar y detalles incluidos en la normativa técnica a respetar, la GA necesita de una estructura de valoración un tanto compleja, contando con distintos jueces y jurados, que se ocupan de diferentes funciones y se sitúan de manera específica, en torno al espacio de competición (Figura 3).

La ejecución de todo gimnasta es valorada por un Jurado Superior, que cumple tres funciones fundamentales:

1. Supervisa la competición y trata todos los temas relacionados con las normas disciplinarias o las circunstancias extraordinarias.

2. Actúa en el momento en que existe un grave error de juicio por parte de uno o varios jueces.

3. Revisa las puntuaciones otorgadas por los jueces y controla a los jueces pudiendo excluirlos si fuera necesario.

Así mismo, existen dos paneles de jueces (A y B), con el fin de ofrecer una mejor evaluación de la rutina coreográfica, buscando el equilibrio entre las valoraciones de los componentes de cada apartado Los paneles A y B son los encargados de juzgar partes específicas de la composición coreográfica, como la parte Artística, de Ejecución y de Dificultad, por lo que su función merece una explicación un tanto más detallada. Por todo ello, los paneles suelen estar compuestos por distintos jueces que cumplen una serie de funciones específicas:

Jurado de Artística. Evalúa la coreografía hasta un máximo de 10 puntos, atendiendo a criterios de "Composición de la Coreografía" (Máximo 4 puntos); Contenido Aeróbico (Max. 3 puntos) y "Presentación y Musicalidad" (Max. 3 puntos).

Jurado de Ejecución. Valora la capacidad técnica y la sincronización en la ejecución, basándose en los criterios comentados con anterioridad a este respecto.

Jurado de Dificultad. Centrados en evaluar el desarrollo del ejercicio, sin atender a la ejecución y a la artística. Valoran especialmente los elementos de dificultad ejecutados, contándolos y anotándolos con los símbolos taquigráficos oficiales de la FIG, de forma que son los que establecen las deducciones y los valores.

Una vez cumplida esta función, comparan las puntuaciones y penalizaciones para asegurarse que están de acuerdo y poder otorgar su puntuación. En caso de desacuerdo, la puntuación se obtendrá de su promedio. Así mismo, deben redactar un informe escrito de los nuevos elementos de dificultad evaluados a la vista al Responsable del Panel, a la conclusión de la competición. Para un desarrollo correcto y óptimo de la evaluación, deberán atender a los siguientes criterios:

1. Anotar y contar todos los elementos de dificultad.

2. Evaluación de los elementos de dificultad.

3. Combinación de 2 elementos (los que pueden combinarse directamente sin ninguna parada, duda o transición, pero deben hacerlos todos los competidores al mismo tiempo).

4. Más de 12 (MP, TR, GR) ó 10 (IM, IW) elementos de dificultad.

5. Más de 6 (MP, TR, GR) o 5 (IM, IW) elementos de dificultad en el suelo.

6. Más de 2 elementos de dificultad aterrizando en flexión de brazos o en posición de "Split".

7. Repetición de un elemento. En el caso de los grupos, es posible que se realicen dos elementos distintos al mismo tiempo. Cuándo esto ocurre, deben intercambiarse los elementos para que al final todos hagan lo mismo y cuente como elemento de dificultad (que en este caso ya serían dos). De lo contrario solo se contará el elemento de menor dificultad.

8. Falta de Grupo de la tabla de elementos (deducción).

9. Elementos de dificultad realizados durante las figuras y las interacciones físicas, no serán contados.

Jueces de Línea. Emplazados en diagonal en 2 de las 4 esquinas del escenario, teniendo dos líneas para cada uno, encargados de comprobar las faltas de línea. La línea forma parte del escenario, pero si cualquier parte del cuerpo sale de esta se penalizará con una deducción, lo que será indicado con un banderín rojo, para que el gimnasta se de cuenta de ello. Sin embargo no habrá deducción cuando se ejecute un movimiento en el aire por encima de la zona marcada por la cinta.

Juez de tiempo: Situado en el panel del Jurado superior es el encargado de controlar cualquier acción que implique una infracción en la duración de la rutina.

JURADO SUPERIOR	PANEL DE JUECES A		JURADO SUPERIOR						PANEL DE JUECES B		JURADO DE APELACIÓN		
ADMINISTRACIÓN	JUEZ DE TIEMPO	SILLA DE PANEL DE JUECES	JUEZ SUPERIOR DE DE ARTISTICA	JUEZ SUPERIOR ART	PRESIDENTE DE JURADO SUPERIOR	JUEZ SUPERIOR DE DIF ICULTAD	JUEZ SUPERIOR DE DIFICULTAD 2	JUEZ SUPERIOR DE EJECUCIÓN	SILLA DE PANEL DE JUECES	JUEZ DE TIEMPO	MIEMBRO	PRESIDENTE	MIEMBRO

PANEL DE JUECES A									
ART	EJE	ART	EJE	DIFF	DIFF	ART	EJE	ART	EJE
1	5	2	6	9	10	3	7	4	8

PANEL DE JUECES B									
ART	EJE	ART	EJE	DIFF	DIFF	ART	EJE	ART	EJE
1	5	2	6	9	10	3	7	4	8

Figura 3. Distribución de jueces y composición de jurados y paneles en la gimnasia aeróbica (ART-Artística; EJE-Ejecución; DIFF-Dificultad.

Capítulo III
ELEMENTOS Y FAMILIAS DE LA GIMNASIA AERÓBICA

La Gimnasia Aeróbica al igual que otras modalidades gimnásticas, está compuesta por elementos obligatorios, que son la base para la creación de cualquier rutina gimnástica. A su vez estos elementos obligatorios están clasificados en familias y dentro de estas familias distinguimos **elementos base y variaciones**. De todos modos, y para poder abordar la iniciación a la GA de una manera específica y concreta, debe hacerse referencia principalmente a 4 grupos de elementos, con sus respectivas familias.

Cada ejercicio que se incluye en los diferentes grupos de elementos con sus respectivas familias requiere unos condicionamientos o capacidades físicas concretas, que hagan posible su ejecución. Éstas deben ser entrenadas con ejercicios específicos adaptados a sus niveles de exigencias. Así mismo según el nivel de dificultad de cada ejercicio el código de puntuación le adjudica una valoración diferente, con una relación directamente proporcional entre ambos factores (valor- grado de dificultad). Para distinguir el grado de dificultad de cada ejercicio, se deben tener en cuenta, capacidades físicas implicadas, puntos de apoyo del gimnasta, combinaciones con giros, twist y saltos. Se debe tener en cuenta que el gimnasta desarrolla unas capacidades físicas específicas dependiendo de su edad, por lo que no todos los ejercicios son aptos para él, sino que hay que atender a su desarrollo evolutivo, tal y cómo se puede apreciar en el apartado de normativa técnica expuesto en el capítulo anterior.

Cada grupo de elementos de la Gimnasia Aeróbica está clasificado por letras A,B,C,D, lo que facilita su identificación. De este modo, cuando se vea el nombre de un elemento de dificultad, se sabrá a que grupo pertenece, por ir precedido por la letra de dicho grupo y un número identificativo. Así mismo cada ejercicio consta de un símbolo taquigráfico, el que se usa en el desarrollo de rutinas de competición, así como la acción de los jueces de dificultad. Es una forma rápida de describir dicha rutina sin tener que escribir el nombre de cada elemento.

GRUPO A	GRUPO B	GRUPO C	GRUPO D
Fuerza Dinámica	Fuerza Estática	Saltos	Equilibrios/Flexibilidad
Push up	Straddle Support	Air turn	Turn
Wenson push up	L Support	Caída libre (free fall)	Balance
Plio push up	V Support	Gainer	High Leg Kicks
A frame	Wenson support	Sagital scale to push up	Sagital Split
Cut	Lever Support	Tuck jump	Frontal Split
From V support	Planche	Straddle jump / leap	Illusion
High V support		Cossack jump	Capoeira
Leg circle		Pike jump	
Flair		Split jump / leap	
Helicopter		Frontal split jump	
Capoeira with twist		Switch split leap	
		Scissor Kick	
		Scissor leap	

Tabla 5. Grupos de elementos fundamentales en la gimnasia aeróbica

Por último, es aconsejable el revisar el código FIG para entender por completo la ejecución de cada elemento y sobre todo tener una visión global de todas las variaciones que los elementos admiten, puesto que en los siguientes apartados, se presentan únicamente aquellas más comunes.

3.1. ELEMENTOS DE FUERZA DINÁMICA. PRINCIPALES FAMILIAS

La realización de los elementos de fuerza dinámica requieren una gran explosividad y fuerza-velocidad por parte del gimnasta, y para ser ejecutados correctamente, deben respetarse las siguientes pautas básicas:

- El gimnasta debe comienza y/o acaba: cuando una o ambas manos están en contacto con el suelo y los codos extendidos. Al mismo tiempo los hombros deben estar paralelos al suelo; la cabeza en línea con la espalda y los músculos abdominales contraídos. Si hay despegue o aterrizaje las manos y los pies abandonan o tocan el suelo al mismo tiempo

- Para realizar la flexión de codos: El gimnasta debe realizar todos los "Push ups", con una distancia máxima de 10 cm del pecho al suelo en la fase de descenso. La ejecución del "Push up" debe ser controlada. El aterrizaje en push up exige de codos flexionados.

- En los "Lateral y Hinge push up", las 4 fases tienen que ser mostradas.

- En 1 brazo, 1 brazo/1 lpierna; la distancia entre los pies no debe exceder el ancho de los hombros. Salvo que se establezca lo contrario.

- Para realizar cualquier movimiento de la "Familia Wenson" se exige de piernas rectas y excelente flexibilidad de la articulación de la cadera. Así mismo la o las piernas deben descansar sobre la parte superior del Tríceps del mismo lado.

3.1.1. FAMILIA DE LOS PUSH UP

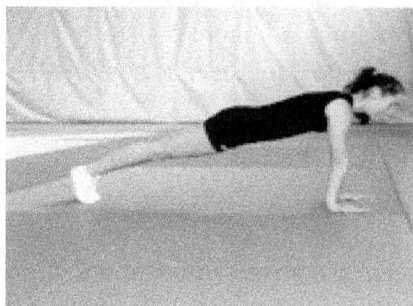

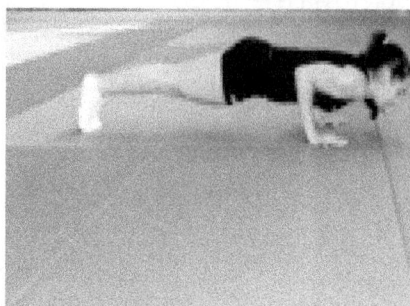

Imagen 1. Soporte frontal y realización de "Push up"

El término norteamericano "Push-up" hace referencia al ejercicio de "flexiones de brazos en suelo". Esta familia se caracteriza por que al final de la fase de descenso, la separación entre el pecho y el suelo no debe exceder los 10 cm.

Nombre	Valor	Descripción
A 101 PUSH UP	0.1	Push up con fase de ascenso y descenso
A 102: 1 LEG PUSH UP	0.2	Soporte frontal sobre una pierna y dos brazos
A 103: 1 ARM PUSH UP	0.3	Soporte frontal sobre un brazo y dos piernas
A 104: 1 ARM 1 LEG PUSH UP	0.4	Soporte frontal sobre un brazo y una pierna
A 122: LATERAL PUSH UP	0.2	Desplazamiento lateral del cuerpo en posición de soporte
A 132: HINGE PUSH UP	0.2	Soporte frontal de 4 tiempos con variaciones del centro de gravedad

Tabla 6. Elementos de la familia "Push up".

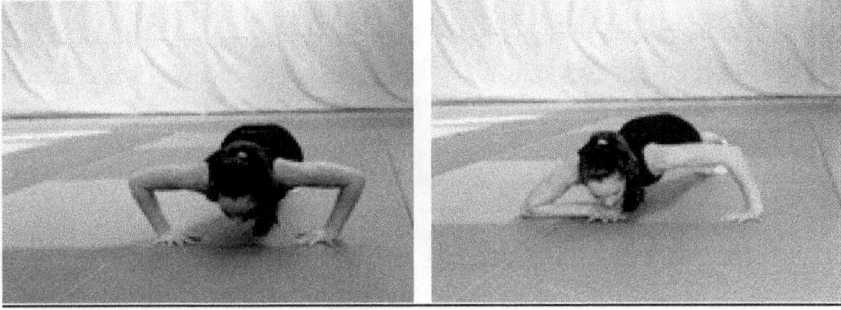

Imagen 2. "Lateral Push up" (admite las mismas variaciones que el "Push up"). El cuerpo se mueve lateralmente (fase de descenso), el codo del brazo de soporte se apoya en el suelo apuntando lateralmente.

En algunos elementos (A103 y A 104), la dirección del codo del brazo de soporte durante la ejecución del ejercicio es opcional (lateral o apuntado hacia los pies) así como la del brazo libre. En otros (A 132), existen fases específicamente marcadas.

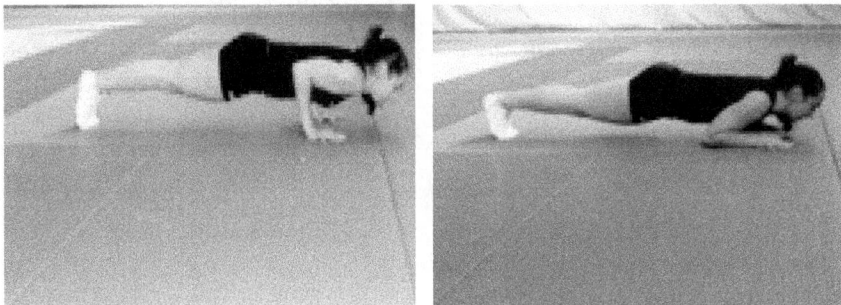

Imagen 3. Descenso a "Hinge Push up". El centro de gravedad se mueve hacia abajo y cambia hacia atrás. Los codos bajan al suelo apuntando hacia los pies, tocan el suelo y los tobillos se vuelven una bisagra, de modo que el cuerpo recupera su posición inicial.

3.1.2. FAMILIA WENSON PUSH UP

Esta familia combina los "Push up" con el "Wenson", elemento de fuerza estática, consistente en realizar un soporte frontal sobre dos brazos y una pierna, estando la otra soportada por el músculo tríceps del brazo homolateral.

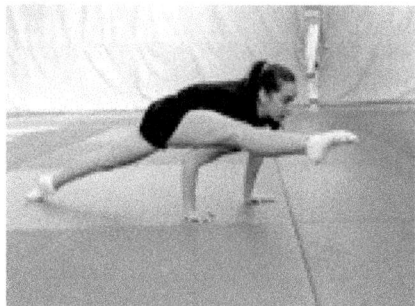

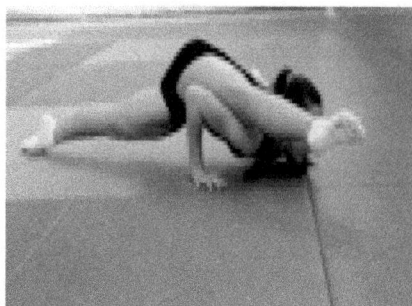

Imagen 4. Transición de "Wenson" a "Wenson Push up".

Nombre	Valor	Descripción
A 143:WENSON PUSH UP	0.3	Desde "Wenson" se realiza un "Push up".
A 144: LIFTED WENSON PUSH UP	0.4	La pierna retrasada se eleva en el aire durante "Wenson".
A 145: LATERAL PUSH UP*	0.5	Flexión lateral en el momento de la ejecución de "Push up".
A 153: FREE SUPPORT WENSON PUSH UP	0.3	La pierna extendida sobre el tríceps, no se apoya sobre éste.

Tabla 7. Familia "Wenson Push up"; * "Lifted Wenson Hinge Push up".

3.1.3. FAMILIA PLIO PUSH

Los "Plio Push Up" son una variación de los "Push Up", pero con fase de vuelo que debe ser demostrada antes de que se complete el elemento. Por lo tanto basta con explicar la variante del ejercicio, sin hacer referencia al procedimiento similar al "Push up". Al final de la fase de descenso, el pecho no debe exceder los 10 cm del suelo. Además ambas manos deben abandonar el suelo juntas, excepto en los elementos con giros, donde las manos abandonan alternativamente el suelo. Estos elementos suelen incluir giros de 180° ("Twist") y admiten distintas variaciones recogidas en el código de puntuación de la FIG, por lo que es preceptiva su consulta, mostrándose aquí sólo aquellos más frecuentes.

Nombre	Valor	Descripción
A 164: 1/1 TWIST TO PUSH UP	0.4	"Push up", levantando el cuerpo y ejecutando un giro (twist) de 360°.
A 165: 1/1 TWIST TO WENSON	0.5	Idéntico movimiento, posición final en "Wenson Push up".
A 173: AIRBORNE	0.3	"Push up" con fase de vuelo (no hay contacto corporal con el suelo).

Tabla 8. Elementos pertenecientes a la familia "Plio Push up".

3.1.4. FAMILIA A-FRAME

En esta familia se parte de un soporte frontal para, en el aire, ejecutar un movimiento de carpa. Durante este movimiento, las piernas deben estar verticales y las rodillas próximas al pecho, con un ángulo de 60°, para acabar en "Push up", dónde, de nuevo, se deben respetar los 10 cm de separación con el suelo.

Nombre	Valor	Descripción
A 185: EXPLOSIVE A-FRAME	0.5	Desde soporte frontal, realizar salto carpado.
A 186: EXPLOSIVE A-FRAME TO WENSON	0.6	"A-Frame" finalizando en "Wenson Push up".
A 187: EXPLOSIVE A-FRAME ½ TURN	0.7	Salto carpado (pike) con giro de 180° posterior.

Tabla 9. Elementos pertenecientes a la familia "A-Frame"

3.1.5. FAMILIA CUT

En esta familia, debe existir siempre una fase aérea, que tiene que ser mostrada antes de que el elemento sea completado. Agrupa y combina elementos de otras familias. Así por ejemplo, el "Straddle Cut", se ejecuta partiendo de un soporte frontal, los brazos se flexionan, a la vez que empujan junto con las piernas para elevar el cuerpo, buscando una fase aérea ("Airborne"). En este momento, las piernas se separan lateralmente y hacia delante, para aterrizar extendidas en soporte trasero, buscando la posición final de soporte atrás. Durante la ejecución del salto los pies tienen que estar levantados del suelo. Algunos elementos como el "Straddle Cut to V ó to Stradlle Suport", admiten variaciones combinadas con giros (twist), que se encuentran recogidas en el actual código FIG.

Nombre	Valor	Descripción
A 224: STRADDLE CUT	0.4	Salto con cambio de piernas y apoyo trasero.
A 225: STRADDLE CUT TO L-SUPPORT	0.5	Posición final en "L Support". Piernas evitan tocar suelo
A 226: STRADDLE CUT TO V-SUPPORT	0.6	Posición final en "V-Support".*

Tabla 10. Elementos pertenecientes a la familia "Cut". *La posición final puede variar a "Straddle V Support" ("Straddle Cut to Straddle V Support").

3.1.6. FAMILIA V & HIGH V SUPPORT

En este grupo de elemntos, sobre todo en aquellos "High V Support" (HVS) gran variedad de ejercicios finalizan en "Split lateral ó Frontal", por lo que es importante que el gimnasta desarrolle al mismo tiempo que la fuerza, la elasticidad, para poder lograr una correcta ejecución. La posición básica a partir de la cuál se realizan los ejercicios es en soporte sobre los brazos, con las piernas elevadas, extendidas y separadas (formando una uve). Como variación interesante y de gran dificultad de ejecución, debe mencionarse el elemento "1 Arm High V Support Reverse Cut ½ Turn to

Nombre	Valor	Descripción
A 232: HVS TO BACK SUPPORT	0.2	Soporte en V con extensión y elevación de piernas.
A 236: HVS TO FRONTAL/PRONE SPLIT	0.6	Extensión de piernas aérea para lograr posición de "Split".
A 237: HVS TO REVERSE CUT TO SPLIT*	0.7	El "Split" se realiza en un plano sagital, no frontal.
A 240: HVS TO REVERSE CUT TO PUSH UP	1.0	"Straddle Cut" en fase aérea, finalizando en "Push up".
A 246: V-SUPPORT ½ TWIST TO PUSH UP**	0.6	Desde "V Support", girar 180°, y finalizar en "Push up".

Nombre	Valor	Descripción
A 247: HVS ½ TWIST TO PUSH UP	0.7	Idéntico al anterior, comenzando desde "High V Support".
A 248: HVS ½ TWIST TO WENSON	0.8	Mismo ejercicio, finalizando en "Wenson".
A 250: HVS REVERSE CUT ½ TURN TO SPLIT	1.0	Desde HVS sobre un brazo***, giro de 180° y "Split" final.

Tabla 11. Elementos de la familia "V y High V Support". *(Salvan); ** Incluye fase aérea previa al giro;*** "1 Arm High V Support".

Split", en el que la posición inicial es sobre un brazo, sobre el que se impulsa para realizar un "Straddle Cut" con fase aérea y girando 180º. Simultáneamente el gimnasta debe abrir las piernas para realizar y aterrizar en "Split" en un plano sagital. Este elemento admite más variaciones que pueden ser consultadas en el código FIG.

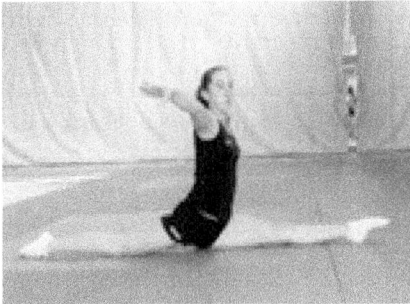

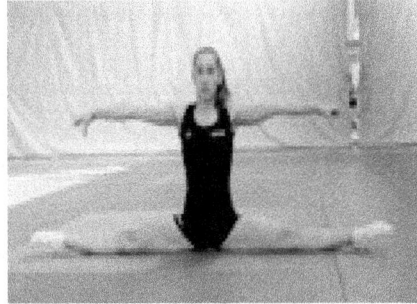

Imágenes 6 y 7. Posición de "Split Frontal" y posición de "Split Lateral", respectivamente. Obsérvese la posición en "puntas" de los pies.

3.1.7. FAMILIA LEG CIRCLE

Para realizar el "Leg Circle" la posición inicial debe ser de soporte frontal sobre ambas manos y los pies no deben tocar el suelo durante la ejecución del elemento. Por lo general, la posición final también suele ser en soporte frontal. Mientras se realiza el movimiento circular de cadera, la pierna debe ser levantada y extendida. Cuándo es realizado por una única pierna se denomina "Single Leg Circle" (SLC), mientras que si son ambas piernas las que participan en el mismo, se habla de "Double Leg Circle".

(DLC) Del mismo modo, el círculo completo se describe cómo 1/1, mientras que el semicírculo se identifica con ½.

3.1.8. FAMILIA FLAIR

La posición inicial de los elementos aquí incluidos, debe ser de soporte frontal libre sobre ambas manos. Los pies evitan tocar el suelo durante el elemento y ambas piernas deben mostrar un círculo completo y estar estiradas. Para realizar un "Flair", se debe partir de un soporte frontal en "Straddle", y se inicia una oscilación. Las piernas dibujan círculos en esta posición alrededor del cuerpo sin tocar el suelo en ninguna ocasión. La posición final es de soporte frontal, si bien algunos elementos suelen acabar en "Wenson". Esta familia también admite la inclusión de "Twist" (revisar código FIG).

Nombre	Valor	Descripción
A 261: FROM PUSH UP SINGLE LEG CIRCLE	0.1	Desde "Push up", SLC (pierna extendida), "Push up" final.
A 263: DOUBLE LEG ½CIRCLE	0.3	½ DLC, mano de apoyo elevada durante el movimiento.
A 275: DOUBLE LEG 1/1 CIRCLE	0.5	Giro de 360°, meciendo las piernas hacia el lado de apoyo.
A 265: DL½C ½TWIST TO PUSH UP*	0.5	Similar estructura, incluye "twist" al realizar medio círculo.
A 278: DOUBLE LEG 1/1 CIRCLE TO WENSON	0.8	Idéntico a A 275, finalizando en "Wenson".

Tabla 12. Elementos de la familia "Leg Circle". *Admite realización de círculo completo, siendo la puntuación de 0.7.

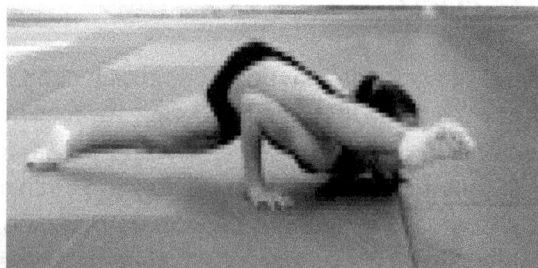

Imagen 8. Finalización en "Wenson".

Nombre	Valor	Descripción
A 286: FLAIR	0.6	Desde "Straddle", se realizan círculos con las piernas.
A 287: FLAIR TO SPLIT *	0.3	Desde "Straddle", realizar un "Flair" y finalizar en "Split".
A 288:FLAIR TO WENSON**	0.8	Idéntica situación, finalizando en "Wenson".
A 289:FLAIR TO LIFTED WENSON	0.9	Idéntico al anterior, finalizando en "Lifted Wenson".

Tabla 13. Elementos de la familia "Flair". * La posición inicial puede ser en "Split" ("Split-Flair to Split");** La posición inicial puede ser en "Wenson" ("Wenson to Flair to Wenson").

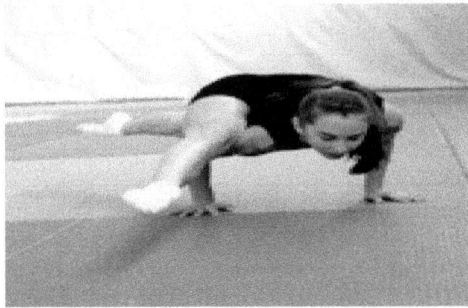

Imagen 9. Perspectiva frontal del "Lifted Wenson".

3.1.9. FAMILIA HELICOPTER

El "Helicopter", es un círculo alternativo de piernas, en el que éstas están cercanas al pecho. La alineación del cuerpo es diagonal sobre la parte superior de la espalda, es decir los pies deben situarse fuera del contacto con el suelo. De este modo, las piernas están extendidas hacia arriba y hacia adelante y el giro, iniciado desde los pies, se hace para poder aterrizar por lo general en "Push up". La rotación longitudinal debe ser únicamente sobre la zona alta de la espalda, finalizando mirando hacia la dirección inicial. En el elemento "Helicopter", se parte de "Straddle", sentado en el suelo, y el movimiento se inicia con la pierna lider, que cruza sobre la otra para iniciar la rotación, estando un brazo en contacto con el suelo. A medida que la pierna líder hace círculos sobre el cuerpo, la mano apoyada en el suelo es levantada y reemplazada por la parte alta de la espalda, para realizar un giro de 180° a medida que ambas piernas hacen círculos sobre el cuerpo.

3.1.10. FAMILIA CAPOEIRA WITH TWIST

En la "Capoeira", se parte de una posición opcional o de sentado, con una pierna flexionada y la otra extendida. Se inicia el ejercicio pateando con la pierna recta al hombro y simultáneamente el gimnasta se empuja sobre la pierna flexionada para llegar al soporte sobre un brazo, mostrando un "Split". La cadera debe estar más alta que los hombros en posición de soporte. La "Capoeira" debe ser ejecutada con una fase aérea antes de que esta sea completada. El elemento fundamental es la "Capoeira Reverse ½ Twist Airborne to Push up" (A 327), con un valor de 0.7, que integra y combina los elementos ya mencionados finalizando en "Push up". Este ejercicio admite una variante incluyendo un "Twist" completo (Florid).

Nombre	Valor	Descripción
A 304: HELICOPTER	0.4	Círculo alternativo de piernas partiendo de "Straddle".
A 305: HELICOPTER TO SPLIT (FRONTAL)	0.5	Finaliza en "Split" ó en "Frontal Split"
A 306: HELICOPTER TO WENSON*	0.6	Idéntica situación, finalizando en "Wenson".
A 307: HELICOPTER TO LIFTED WENSON**	0.7	Idéntico al anterior, finalizando en "Lifted Wenson".

Tabla 14. Helicopter con algunas de sus variantes (admite posición final en "1 Arm Push up"* ó en "1 Arm Leg Push up"**)

3.2. ELEMENTOS DE FUERZA ESTÁTICA. PRINCIPALES FAMILIAS

Los movimientos que se realizan dentro de este apartado, demandan grandes niveles de fuerza isométrica y de flexibilidad. Por ello, hay que considerar una serie de requerimientos mínimos para realizar estos ejercicios, como son:

- Al demostrar fuerza isométrica, deben ser mantenidos 2 segundos

- Si el ejercicio conlleva un giro el soporte debe ser sostenido por 2 segundos, ya sea al principio, durante o al final del giro.

- El soporte se realiza solo con una o ambas manos planas en contacto con el suelo. No pudiendo tocar el suelo ninguna otra parte del cuerpo.

3.2.1. FAMILIA STRADDLE SUPPORT

El término "Straddle", hace referencia específicamente a sentarse a horcajadas. En el caso de la GA, se refiere a posiciones en las que la cadera está flexionada y las piernas abiertas – mínimo 90° de ancho - paralelas al suelo.

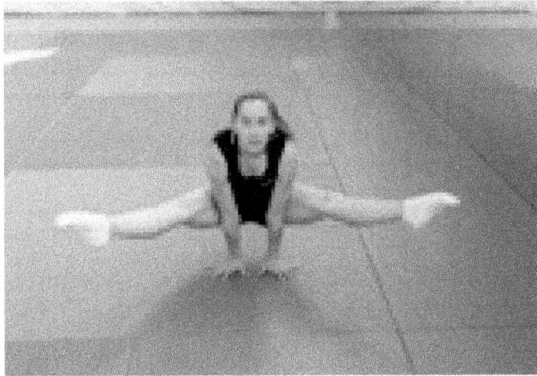

Imagen 10. Soporte en "Straddle".

Nombre	Valor	Descripción
B 103: STRADDLE SUPPORT 1/2 TURN	0.3	Se introduce un giro de 180°, guiado por un giro de manos.
B 115: 1 ARM STRADDLE SUPPORT*	0.5	"Straddle" con soporte sobre un único brazo
B 122: STRADDLE SUPPORT 1 LEG RAISED	0.2	Se eleva una pierna, próxima al pecho, la otra paralela al suelo

Tabla 15. Variaciones del elemento "Straddle". *Se puede combinar con giros, lo que aumenta progresivamente su dificultad y puntuación. La colocación del brazo libre es opcional.

3.2.2. FAMILIA "L" SUPPORT

El soporte en forma de "L", hace referencia a una posición en la que las piernas deben estar extendidas, unidas y paralelas al suelo. Para su realización, el gimnasta necesita de un exquisito control corporal, así como un nivel de fuerza isométrica más que aceptable. La posición inicial es con piernas juntas, con las manos situadas al lado del cuerpo y cerca de la cadera, soportando el peso del cuerpo. El gimnasta debe mantener la posición por dos segundos. El "L Support" (B 142), de valor 0.2, admite las mismas variaciones que el "Straddle", sobre todo en lo que se refiere a la inclusión de giros, aumentando de esta forma la dificultad y su puntuación.

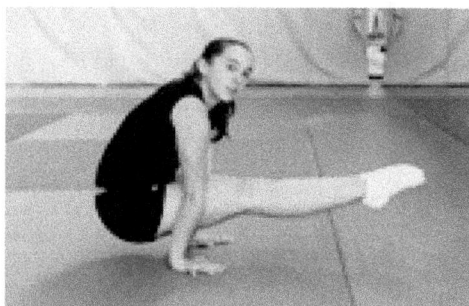

Imagen 11. Visión lateral del "L Support".

3.2.3. FAMILIA V SUPPORT

En la posición en "V", la cadera se encuentra flexionada, las piernas abiertas a 90º y extendidas verticalmente . Cuando el gimnasta sitúa la espalda paralela al suelo, se consigue la "High V". Partiendo de una posición similar al "L-Support", se flexionan las caderas, y las piernas adoptan la posición de "Straddle" (90º o más) levantadas verticalmente, cercanas al pecho ("Straddle V Support"). El gimnasta debe mantener la posición dos segundos. Se admiten las mismas variaciones comentadas con anterioridad, de modo que la puntuación puede aumentar hasta un máximo de 0.7 con dos giros y medio.

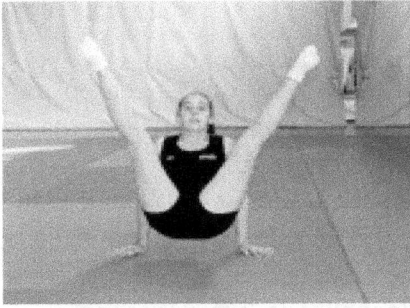

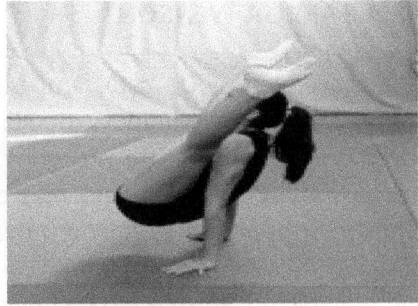

Imagen 12. Visión frontal y lateral del "Straddle V Support".

Nombre	Valor	Descripción
B 173: STRADDLE V-SUPPORT	0.3	Posición de "V", con apoyo de manos..
B 194: V-SUPPORT*	0.4	Las piernas se encuentran unidas verticalmente.
B 207: HIGH V-SUPPORT	0.7	"V-Suppport", con caderas flexionadas y espalda paralela al suelo.

Tabla 16. Familia "V Support". * Las variaciones admitidas, pueden suponer hasta un máximo de 0.8 ptos, con dos giros y medio.

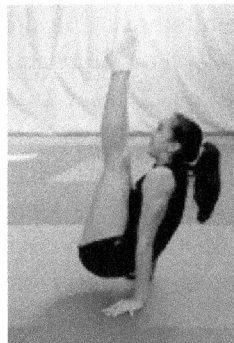

Imagen 13. Visión lateral del "V Support".

3.2.4. FAMILIA WENSON

Los ejercicios de esta familia se caracterizan por que el cuerpo está completamente extendido y paralelo al suelo, a la vez que una pierna es soportada sobre la parte posterior y superior del brazo (músculo tríceps), del mismo lado. El elemento más característico quizás sea el "Lifted Static Wenson Support" (B 212), con un valor de 0.2. En este caso, se mantiene la posición de Wenson, si bien la pierna que se apoya en el suelo, se eleva sobre el mismo, adoptando una posición denominada "Lifted Wenson".

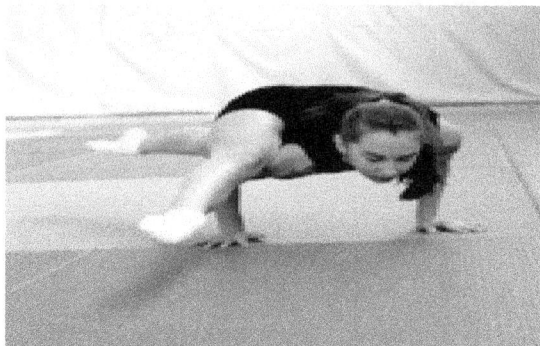

Imagen 14. Posición de "Lifted Wenson", con ambas piernas elevadas.

3.2.5. FAMILIA FULL SUPPORT LEVER

La posición "Lever", hace referencia a la situación del cuerpo paralelo al suelo. Así, en la ejecución del "Full Support Straddle Lever" (B 122), el cuerpo está soportado sobre los codos y tríceps, ya que solo las manos están en contacto con el suelo. Las piernas están en "Straddle", paralelas al suelo y en línea con la espalda. Esta línea no debe superar los 20° de separación con respecto al paralelo. Este ejercicio tiene una dificultad de 0.2, pudiendo llegar a 0.3 si se incluye un giro. Cuándo esta estructura de movimiento se repite, pero el gimnasta une las piernas durante su ejecución, se denomina "Full Support Lever" (B 243), con una valor de 0.3. Las variantes de ambos ejercicios conllevan la realización de los mismos con una sola mano e incluyendo giros, lo que aumentará la puntuación de la dificultad.

3.2.6. FAMILIA PLANCHE

En esta familia, el cuerpo está soportado sobre ambas manos con brazos extendidos, respetando de nuevo los 20° como máximo de separación con el plano paralelo. El elemento básico es el "Planche" (B 266), dónde el cuerpo está soportado por ambas manos colocadas hacia fuera, al nivel de la muñeca, o apuntando hacia los pies y con los codos extendidos. Las piernas están unidas y extendidas en línea con la espalda. Esta línea no debe exceder los 20° por encima de paralelo. El elemento tiene una dificultad de 0.7, la cuál se reduce a 0.6 si se realiza con las piernas separadas (B 266 "Straddle Planche"). Las variantes de ambos ejercicios conllevan la realización de un "Push up" como elemento único o combinado con "Wenson", lo que aumentará la puntuación.

3.3. LOS SALTOS. PRINCIPALES FAMILIAS

El grupo de los saltos es el más numeroso, incluyendo hasta 13 familias, con sus variantes. Los requerimientos mínimos para realizar sus ejercicios son:

- Todos los elementos en este grupo deben demostrar poder explosivo y máxima amplitud.

- Todos los saltos pueden ser ejecutados a uno o dos pies y son considerados como el mismo elemento o una variación y recibirán el mismo valor. Al igual que en el aterrizaje.

- La forma del cuerpo, mientras se está en el aire, debe ser claramente reconocible.

- El cuerpo y las piernas deben permanecer tensas y rectas, con la cabeza en línea con la columna, manteniendo la posición al aterrizar.

- En un aterrizaje a "Push up", desde el aire, las manos y los pies tocan el suelo al mismo tiempo y de una forma controlada.

- Cuando se aterriza en "Split", las manos pueden tocar el suelo.

- La mayor parte del tiempo, las caídas libres aterrizan a "Push up", si bien hay otras posibilidades que también son permitidas

3.3.1. STRAIGHT – VERTICAL: FAMILIA AIR TURN

En esta familia, el cuerpo se mantiene en "posición recta", adquiriendo una alineación en la que éste está completamente extendido y con la pelvis fija. Incluye diferentes tipos de saltos y brincos:

- Verticales: Todos los "Air Turns".

- Verticales a Horizontal: Caída libre / "Gainer".

- Horizontales: "Tamaro".

3.3.2. FAMILIA STRAIGHT - VERTICAL TO HORIZONTAL: FREE FALL & GAINER

Todos los elementos incluidos aquí combinan saltos con aterrizajes, que exigen explosividad y flexibilidad por parte del gimnasta. Muchos de ellos pueden aumentar su complejidad y por tanto su puntuación, sin incluyen giros (hasta 0.8 con dos giros y medio ó hasta 1 punto, con 3 giros y medio). Por lo general, el gimnasta viene de realizar otro salto o

"antesalto", aterriza con pies juntos e inicia un nuevo salto, cómo es el caso del "Free Fall Airborne" (FFA).

Nombre	Valor	Descripción
C 103: 1/1 AIR TURN	0.3	Despegue y aterrizaje a dos pies. Giro de 360º en la fase de vuelo.
C 113: ½ AIR TURN TO SPLIT	0.3	En este caso se realiza medio giro (180º) y el aterriza es en "Split".
C. 123: ½ AIR TURN TO FRONTAL SPLIT	0.3	Idéntica estructura, posición final en "Spit" frontal o prono.

Tabla 17. Elementos de la familia "Air Turn". La dificultad de los mismos puede verse incrementada en función del número de giros que se incluyan.

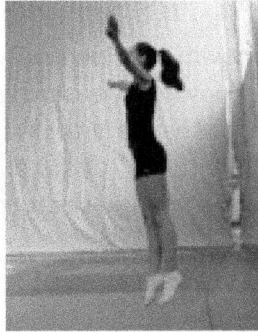

Imagen 15. Despegue a dos pies para realizar un "1/1 Air Turn".

Nombre	Valor	Descripción
C 143: FREE FALL AIRBORNE	0.3	El gimnasta realiza un segundo salto finalizando en "Push up".
C 144: FFA ½ TWIST AIRBORNE	0.4	Idéntica estructura, pero se realiza un giro de 180° en la caída.
C 154: FFA TO 1 ARM PUSH UP	0.4	Igual que el C 143, pero el "Push up" se realiza sobre una mano.

Tabla 18. "Free Fall Airborne" y alguna de sus variantes.

3.3.3. FAMIILA GAINER

El término "Gainer", hace referencia al momento del salto en el que las piernas, en su fase aérea, se unen. Normalmente, se realiza en combinación con otros elementos e incluyendo algún giro en el aire, como por ejemplo

Nombre	Valor	Descripción
C 184: GAINER ½ TWIST	0.4	Gainer, giro de 180° , aterrizaje en "Push up".
C 194: GAINER ½ TWIST TO SPLIT (FRONTAL /PRONE)	0.4	Aterrizaje en "Split" (Prono ó Frontal).
C 205: GAINER ½ TWIST TO 1 ARM PUSH UP	0.5	Aterrizaje en "Push up" con un brazo.
C 217: GAINER 1 ½ TWIST TO WENSON	0.7	Recepción a una mano, aterrizaje en "Wenson"

Tabla 19. Algunos de los elementos que incluyen la posición "Gainer".

ocurre en la ejecución del "Gainer ½ Twist", dónde el gimnasta partiendo de bipedestación, provoca un movimiento de oscilación hacia delante, lo que produce una elevación del cuerpo, que debe ser mantenido paralelo al suelo. A continuación ambas piernas se unen en el aire (Gainer) y al mismo tiempo realizan un giro de 180° con el cuerpo recto, pudiendo finalizar, por ejemplo en "Push up", dónde manos y pies aterrizan juntos.

3.3.4. FAMILIA HORIZONTAL: SAGITAL SCALE TO PUSH UP

Son movimientos que finalizan en "Push-Up", partiendo normalmente de un movimiento en el plano sagital. Por lo general, en la posición de partida, el cuerpo y la pierna están levantados y paralelos al suelo. Se realiza un movimiento de empuje desde el suelo con la pierna de apoyo para impulsar el cuerpo hacia arriba y de esta forma juntar los pies y las piernas en el aire buscando una alineación recta. Toda esta estructura recibe el nombre de "Sagital Scale Airborne" (SSA).

Nombre	Valor	Descripción
C 222: SSA TO PUSH UP	0.2	Manos y pies aterrizan en "Push up".
C 223: SSA TO AIRBORNE TO 1 ARM PUSH UP	0.4	Aterrizaje en "Push up" a un brazo.
C 224: SS 1/1 TWIST AIRBORN TO PUSH UP*	0.4	En la fase aérea existe un giro de 360° con piernas juntas.
C 217: TAMARO TO FRONTAL OR PRONE SPLIT	0.4	Idéntica estructura, posición final en "Split".

Tabla 20. Sagital Scale Airborn y principales variantes. * También conocido como Tamaro, puede realizarse finalizando el aterrizaje a "Push up" sobre un brazo.

3.3.5. FAMILIA TUCK

Esta familia incluye saltos agrupados, flexionando rodillas y acercándolas al pecho. En algunos casos (Tuck Jump), estos ejercicios se pueden combinar con giros, partiendo desde medio giro hasta 2 y medio. Las variantes admiten una puntuación de 0.6 e inclusión de 1 giro. La puntuación máxima es 0.7 para las combinaciones con giro y "Push up".

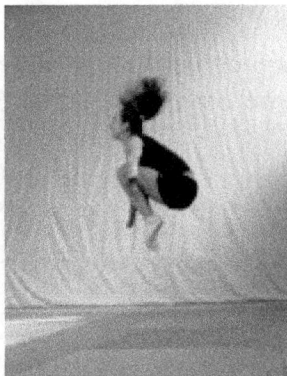

Imagen 16. Fase aéra del "Tuck Jump".

Nombre	Valor	Descripción
C 262: TUCK JUMP	0.2	Salto vertical, flexionando rodillas que se aproximan al pecho.
C 263: ½ TURN TUCK JUMP	0.3	Giro de 180° en la fase aérea.
C 273: TUCK JUMP TO SPLIT	0.3	Aterrizaje no a pies juntos, sino en "Split"
C 304: TUCK JUMP TO PUSH UP	0.4	Aterrizaje a "Push up".
C 325: TUCK JUMP TO 1 ARM PUSH UP	0.5	Durante la recepción, se aterriza en "1 Arm straddle Push up".

Tabla 21. Familia "Tuck Jump".

3.3.6. FAMILIA STRADDLE

Existen gran cantidad de combinaciones en esta familia, por lo que se presentan los ejercicios básicos, partir de los cuales se producen éstas. Como siempre, se aconseja consultar el código de puntuación de la FIG, para una mayor comprensión de las posibles variantes. La posición básica a valorar surge de la combinación de un "Straddle" con un salto ("Straddle Jump"), tratando de alcanzar un ángulo de apertura de piernas en torno a 90°, al mismo tiempo que se extienden sobre ellas el tronco y los brazos. Por lo general, durante la ejecución del movimiento, el ángulo entre el tronco y las piernas no supera los 60°, están estas paralelas al suelo o incluso más elevada. Se aterriza con pies juntos. En otras combinaciones, el gimnasta trata de encadenar elementos de otras familias, como en el caso del "Free Support Frontal Balance" to "Straddle Jump" to "Split", (C 455) dónde partiendo de posición de balanza, se realiza un salto y un aterrizaje en "Split" ó "Frontal Split", con una dificultad de 0.5.

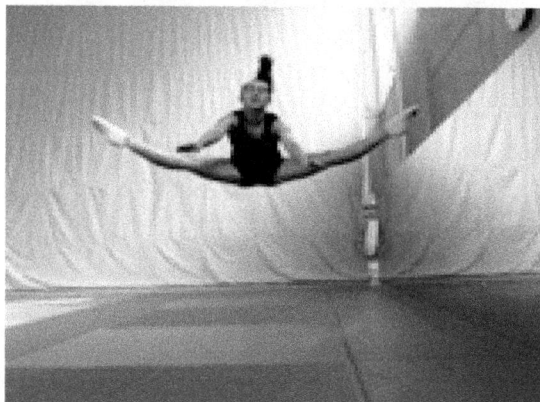

Imagen 17. Ejecución de un "Straddle" durante la fase de vuelo de un salto.

Nombre	Valor	Descripción
C 383: STRADDLE JUMP	0.3	Salto vertical, realización de "Straddle" en fase aérea.
C 384: ½ TURN STRADDLE JUMP	0.4	Giro de 180° en la fase aérea.
C 394: STRADDLE JUMP TO SPLIT	0.4	Aterrizaje en "Split" ó "Frontal Split".
C 425: STRADDLE JUMP TO PUSH UP	0.5	Aterrizaje en "Push up".
C 446: STRADDLE JUMP TO 1 ARM PUSH UP	0.6	Aterrizaje en "1 Arm Push up".
C 346: STRADDLE LEAP ½ TWIST TO PUSH UP*	0.6	"Straddle" en salto, giro (180°), aterrizaje en "Push up"
C349. 1/1 TURN STRADDLE LEAP TO WENSON	0.9	Salto a un pie, giro (360°),"Straddle", y "Wenson" final

Tabla 22. Algunos de los elementos de la familia "Straddle".* Posición final en la dirección opuesta al movimiento.

3.3.7. FAMILIA COSSACK

Incluye saltos en los que las piernas se elevan, y una de ellas se flexiona (Cossack), a nivel de la rodilla. Como siempre, admiten diferentes combinaciones en función del número de giros y del tipo de aterrizaje elegido. Así, el "Cossack Jump" puede aumentar el número de giros hasta 720° (2 giros y medio) lográndose un "Turn Cossack Jump", (C 466), con un valor de 0.8 puntos. Las combinaciones no sólo admiten giros, sino también combinaciones con "Twist", variando el aterrizaje a "Split", "Push up" ó "Wenson". Con estas combinaciones surgen ejercicios como el "1/1 Turn Cossack Jump ½ Twist to 1 Arm Push Up or Wenson" (C 520), con un valor de 1 punto.

Nombre	Valor	Descripción
C 463: COSSACK JUMP	0.3	Salto cosaco, muslos paralelos, aterrizaje a dos pies.
C 464: ½ TURN COSSACK JUMP	0.4	Giro de 180° en la fase aérea.
C 484: COSSACK JUMP TO SPLIT	0.4	Aterrizaje en "Split".
C 505: COSSACK JUMP TO PUSH UP	0.5	Aterrizaje en "Push up".
C 516: COSSACK JUMP TO 1 ARM PUSH UP	0.6	Aterrizaje en "1 Arm Push up".

Tabla 23. Salto "Cosaco" con algunas de sus variantes fundamentales.

3.3.8. FAMILIA PIKE

Todos los ejercicios incluyen "Pike", o salto carpado, y admiten prácticamente las mismas variaciones que los anteriores. Para realizar un "Pike", se realiza un salto vertical dónde el cuerpo se flexiona de forma que ambas piernas están separadas del suelo, paralelas a éste, y sin mostrar un ángulo mayor de 60° entre el tronco y las mismas. A partir de aquí, el gimnasta debe colocar los brazos y manos extendidos hacia los dedos de los pies y aterrizar con pies juntos. Algunos de los elementos incluyen un giro de 180° en la fase aérea, finalizando el gimnasta mirando en la dirección opuesta a la posición de partida.

Nombre	Valor	Descripción
C 544: PIKE JUMP	0.4	Salto vertical, con cuerpo flexionado "Pike".
C 545: ½ TURN PIKE JUMP	0.5	"Pike" simultáneo con giro de 180°.
C 546: ½ TURN PIKE JUMP ½ TURN	0.6	Idéntico al anterior, incluyendo otro giro de 180°.
C 555: PIKE JUMP TO SPLIT	0.5	Aterrizaje en "Split".
C 566 PIKE JUMP ½ TWIST TO FRONTAL SPLIT	0.6	Finaliza en "Split", en dirección opuesta a la inicial.
C 586: PIKE JUMP TO PUSH UP	0.6	Aterrizaje en "Push up".
C 597: PIKE JUMP ½ TWIST TO PUSH UP	0.7	Finaliza en "Push up", en dirección opuesta a la inicial.
C608.PIKE JUMP ½ TWIST TO 1 ARM PUSH UP*	0.8	Finaliza en "Push up", en dirección opuesta a la inicial.

Tabla 24. Elementos que incluyen salto carpado. * Puede finalizar en Wenson.

3.3.9. FAMILIA SPLIT

Todos los ejercicios conllevan la realización de un "Split", exigiendo del gimnasta valores máximos de flexibilidad y movilidad articular. Algunos incluyen saltos de componente horizontal (Leap) con despegue de un pie, debiéndose realizar el "Split" en la fase aérea y aterrizando con pies juntos. También se admite la posibilidad en esta familia de realizar un "Switch" ó cambio de piernas mientras el gimnasta se mantiene en el aire. Por lo demás, al igual que el resto, las variantes están en función del elemento elegido para aterrizar, así como la inclusión de saltos y giros.

Nombre	Valor	Descripción
C 623: SPLIT LEAP	0.3	Salto y "Split" con piernas extendidas.
C 624: SPLIT LEAP ½ TURN	0.4	Incluye giro de 180° en la fase aérea.
C 625: SPLIT LEAP ½ TURN TO SPLIT	0.5	Idéntico al anterior, aterrizando en "Split".
C 635: SPLIT LEAP TO PUSH UP	0.5	Aterrizaje en "Push up".
C 646: ½ TURN SPLIT LEAP SWITCH TO SPLIT	0.6	Ejecución del C 624 con "Switch" tras realizar "Split".
C 663: SPLIT JUMP	0.3	Salto vertical (Jump) y ejecución de "Split".
C 664: SPLIT JUMP ½ TURN*	0.4	"Split Jump" con giro de 180°.
C 674: SPLIT JUMP TO SPLIT	0.4	"Split Jump" aterrizando en "Split".
C 695: SPLIT JUMP TO PUSH UP	0.5	"Split Jump" aterrizando en "Push up".
C 685: SPLIT JUMP SWITCH TO SPLIT	0.5	"Split Jump", "Switch" y aterrizaje en "Split".

Tabla 25. Familia Split con algunos de sus elementos, las variaciones de los cuales se pueden consultar en el código FIG. * También llamado "½ Turn Split Jump".

3.3.10. FAMILIA FRONTAL SPLIT

En esta familia, los ejercicios incluyen un "Frontal Split" (Imagen 6), pudiendo incluir giros, combinar elementos y variar las formas de aterrizaje. Un ejemplo claro es el "Free Suport Frontal Balance" (FSB) to "Frontal Split Jump" to "Push up" (Park), dónde el gimnasta parte de un equilibrio frontal con apoyo libre, es decir sin apoyo de manos), para, a continuación saltar sobre la pierna de soporte, mostrando en la fase aérea un "Split" en e plan frontal y aterrizando en posición de soporte.

Nombre	Valor	Descripción
C 703: FRONTAL SPLIT LEAP	0.3	Salto y aterrizaje a un pie, con "Split" frontal aéreo.
C 704: FRONTAL SPLIT LEAP TO STRADDLE	0.4	Idéntica estructura, con posición final a "Straddle".
C 713: FRONTAL SPLIT JUMP	0.3	Salto vertical "Jump", "Split "y aterrizaje a pies juntos.
C 724: FRONTAL SPLIT JUMP TO FRONTAL SPLIT	0.4	Aterrizaje en "Frontal Split ó Frontal Prone Split".
C 735: FRONTAL SPLIT JUMP TO PUSH UP*	0.5	"Jump" inicial, "Split" aéreo, aterrizaje en "Push up".
C 664: SPLIT JUMP ½ TURN*	0.4	"Split Jump" con giro de 180º.
C 746: FSB FRONTAL SPLIT JUMP TO PUSH UP	0.6	Inicio en balanza, salto a "Split", final en "Push up".

Tabla 26. Elementos básicos de la familia "Split". * Conocido como "Shushunova".

3.3.11. FAMILIA SWITCH SPLIT

El movimiento base de esta familia es el cambio de piernas ó "Switch", en el momento de realización de cada elemento.

3.3.12. FAMILIA SCISSORS KICK

En estos ejercicios existe un salto en "tijera" (Scissor) con una patada (Kick), que puede ser alta (High). La pierna líder debe estar en posición horizontal, en el aire, paralela al suelo, y se aterriza sobre ella. Los elementos admiten giros y movimientos circulares con las piernas. Así por ejemplo, para ejecutar un "Double Fan Kick", el gimnasta está de pie: una pierna cruza enfrente de la pierna de soporte, rota círculo completo con la otra pierna recta enfrente del cuerpo, y luego la pierna de soporte simultáneamente, girando 90° antes de regresar al inicio.

Nombre	Valor	Descripción
C 754: SWITCH SPLIT LEAP	0.4	Salto horizontal a un pie,"Spllit", aterrizaje sobre el mismo.
C 765: SWITCH SPLIT LEAP TO SPLIT	0.5	Idéntico al anterior, aterrizando en "Split".
C 776: SWITCH SPLIT LEAP TO PUSH UP	0.6	Aterrizaje en "Push up".

Tabla 27. Algunos de los elementos que combinan "Switch" con "Split".

Los pies deben mostrar los círculos totales. Las piernas tienen que mostrar círculos completos cerca del pecho. Es fundamental que ambas piernas roten por encima de la altura del hombro, mientras se mantiene un cuerpo vertical al suelo, aterrizando el gimnasta sobre una pierna. Sin embargo, en otros elementos como el salto en tijera ("Scissors Kick"), se realiza una patada ("Kick") con despegue sobre un pie, con la pierna líder levantándose por arriba de paralelo y al tiempo la pierna de atrás hace tijera o alterna para ejecutar una patada alta aérea ("High Leg Kick"), aterrizando sobre la pierna líder.

Nombre	Valor	Descripción
C 782: SCISSORS KICK	0.2	Patada con despegue a un pie y patada alta aérea.
C 813: DOUBLE FAN KICK	0.3	Giro vertical de 90 , con los pies en movimiento circular.
C 795: SCISSORS KICK ½ TWIST TO PUSH UP	0.5	Salto en tijera, giro de 180°, aterrizaje en "Push up".

Tabla 28. Algunos de los elementos que combinan "Switch" con "Split"

3.3.13. FAMILIA SCISSORS LEAP

Los "Scissors Leap" (SL). Combinan un salto horizontal ("Leap"), con un movimiento en tijera (Scissors), por lo que el gimnasta realiza un cambio de piernas en la fase área. También pueden incluir giros, por lo general de 180° y en algunos casos de 360° y variaciones en el aterrizaje, principalmente a "Split" y a "Push up".

Nombre	Valor	Descripción
C 825: SCISSORS LEAP ½ TURN	0.5	SL, con giro de 180° y "Split" aéreo, aterrizando a un pie.
C 828: SCISSORS LEAP ½ TURN 1/1 TURN	0.8	C 825 con giro de 360° previo al aterrizaje (a dos pies).
C 836: SCISSORS LEAP ½ TURN TO SPLIT	0.6	C 825, finalizando a "Split" ó "Frontal Split".
C 847: SL ½ TURN SWITCH SL TO SPLIT*	0.7	C 825 con cambio de piernas, finalizando en "Split".
C 857: SCISSORS LEAP ½ TURN TO PUSH UP	0.7	C 825 que finaliza en "Push up". Puede intercalar "Twist".

Tabla 29. "Split Leap" y sus variaciones. * Conocido como "Marchenkov".

3.4. EQUILIBRIOS Y FLEXIBILIDAD. PRINCIPALES FAMILIAS

En este grupo se ponen de manifiesto la coordinación, la elasticidad y sobre todo el control postural del gimnasta. Los requerimientos mínimos para realizar estos ejercicios son:

- El gimnasta debe buscar una correcta alineación en todos los elementos, estando las piernas siempre completamente extendidas. Si el elemento requiere de "Split" completo de 180°, este debe ser mostrado durante el movimiento.

- La forma del cuerpo debe ser claramente reconocible.

- Todos los elementos que requieran de giros ("Turns" ó "Twists") deben demostrar rotaciones completas.

- Los "Turns" sobre la parte delantera del pie en *relevé* y son completados cuando el talón del pie que gira, toca el suelo.

- El ángulo entre las piernas debe ser mínimo 170° (excepto en los ejercicios D102, D103, D104)

- Los giros incompletos reducirán el valor de dificultad por 0.1 punto.

3.4.1. FAMILIA TURN

El giro es el movimiento que predomina y da nombre a esta familia. A este respecto hay que diferenciar que se considera un "Twist", a un giro en que se cambia la orientación del cuerpo y un "Turn", es el movimiento en el que el cuerpo gira sobre si mismo sin cambiar dicha orientación. Cuándo los giros se ejecutan sobre una pierna, la colocación de la pierna libre y de los brazos es opcional. Las variaciones relacionadas con la inclusión de giros en los ejercicios pueden ser consultadas en el código de puntuación de la FIG.

Nombre	Valor	Descripción
D 102: 1/1 TURN	0.2	Balanceo sobre una o las dos piernas y giro de 360º.
D 114: 1/1 TURN TO VERTICAL SPLIT	0.4	Idéntico al anterior, finalizando en "Vertical Split".
D 125: 1/1 TURN TO FREE VERTICAL SPLIT	0.5	D 114 dónde el "Vertical Split" es libre (sin manos).
D 136: 1/1 TURN ON FREE VERTICAL SPLIT	0.6	Giro de 360º en posición de "Vertical Split".

Tabla 30. Combinaciones de movimiento "Turn" con "Split" y "Vertical Split".

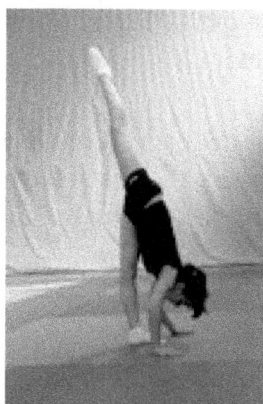

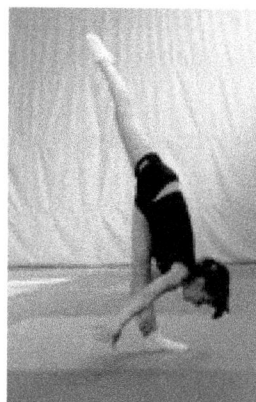

Imagen 18. "Split" en plano vertical con y sin apoyo de manos ("Free Vertical Split"). Una pierna soporta al cuerpo, mientras la otra pierna está levantada 180º, lográndose una posición de "Split" vertical Las manos tocan el suelo a un lado del pie de soporte, mientras el cuerpo adopta una perfecta alineación entre la cabeza, tronco y pierna.

3.4.2. FAMILIA BALANCE

En estos ejercicios el gimnasta debe mantener una posición de equilibrio ("Balance"), durante dos segundos. Las diferencias entre los mismos radican en las diferentes posturas corporales, en la inclusión de giros y en el plano en el que se ejecuta el movimiento (Sagital ó Frontal). La posición "Balance" es aquella en el que el gimnasta, en posición de equilibrio dirige una pierna hacia su hombro y la sostiene con las manos, tratando de que el tobillo supere la altura del mismo.

Nombre	Valor	Descripción
D 141: SAGITAL BALANCE	0.1	Equilibrio a un pie, llevando el tobillo del otro al hombro.
D 151: FRONTAL BALANCE	0.1	La pierna se eleva lateralmente hacia la cabeza.
D 142: FREE SUPPORT SAGITAL BALANCE	0.2	D 141 en el que las manos no sostienen la pierna elevada.
D 152: FREE SUPPORT FRONTAL BALANCE	0.2	D 142 en el que las manos no sostienen la pierna elevada.
D 144: BALANCE 1/1 TURN*	0.4	Giro de 360° en plano Sagital o Frontal.

Tabla 31. Posiciones de equilibrio ("Balance"). * La colocación del brazo libre es opcional, mientras que el gimnasta puede estar apoyado sobre una o ambas piernas.

3.4.3. FAMILIA HIGH LEG KICKS

Los ejercicios de esta familia implican la realización de patadas altas ("High Leg Kicks"), movimientos clásicos en el Aeróbic de "Alto Impacto". Generalmente el gimnasta parte con pies juntos y enlaza varias patadas lateralmente (plano sagital) y de manera alternativa, tratando de que el dedo del pie alcance la altura del hombre, cómo es el caso del "Four Consecutive Sagital High Leg Kicks" (D 171), también conocido como "To at Shoulder High" (dedo a la altura del hombro), con un valor de 0.1. Una varación del mismo es el "Four Consecutive Sagital High Leg Kicks Vertical" (D 172), con un valor de 0.2, dónde las piernas alcanzan una mayor verticalidad. Se admite el añadir giros de 360° o 540° a medida que el gimnasta ejecuta las patadas.

3.4.4. FAMILIA SPLIT

El "Split" es una habilidad en la que el gimnasta separa ambas piernas formando un ángulo de 180°. Por lo tanto para la realización de cualquier ejercicio de esta familia se requieren elevados niveles de flexibilidad y también de equilibrio, ya que incluye ejercicios cuyas variaciones radican en la posición corporal y en el plano en el que el "Split" es realizado.

Nombre	Valor	Descripción
D 181: SPLIT	0.1	Piernas completamente extendidas, "caderas cuadradas".
D 182: VERTICAL SPLIT	0.2	Una pierna soporta el cuerpo, la otra está levantada 180°.
D 183: FREE SUPPORT VERTICAL SPLIT	0.3	"Vertical Split" dónde las manos no tocan el suelo.
D 192: SUPINE SPLIT	0.2	"Split" en posición supina, los brazos sujetan la pierna levantada.
D 193: SPLIT ROLL	0.3	"Split" y rodada lateral de 360° sobre el suelo

Tabla 32. Diferentes combinaciones a partir de la posición básica de "Split".

Así por ejemplo, en el "Split Sagital", las caderas del gimnasta adoptan una posición que en relación con el suelo forman un cuadrado, (esto es entre la cresta ilíaca y el suelo se establece una forma imaginaria de un cuadrado), que es lo que se conoce como "caderas cuadradas" (Imágenes 5 y 6). Por el contrario, en el "Supine Split" el gimnasta extiende su cuerpo en posición supina (boca arriba), de manera que pueda elevar una pierna hacia la cabeza y sobre el tronco, cercano al pecho. Ambas piernas se mantienen extendidas y alineadas, logrando un completo "Supine Split". En esta posición, los brazos deben extenderse sobre la cabeza, agarrando la pierna levantada. Por último, en el "Split Roll", el gimnasta parte de la posición de "Split", flexiona el tronco y extiende los brazos, sujetando la pierna de frente. A partir de esta posición, el cuerpo puede rodar lateralmente sobre el suelo 360°.

3.4.5. FAMILIA DEL FRONTAL SPLIT

Esta familia es similar a la anterior, si bien el gimnasta realiza el "Split" al frente ("Frontal Split"). Así por ejemplo, en el "Frontal Vertical Split" (FVS), el gimnasta realiza un "Split" vertical en el que el cuerpo está mirando hacia delante en el plano frontal, con la cabeza a un lado de la pierna y el tronco y pierna en alineación. Así mismo una mano del gimnasta toca el suelo a un lado del pie de soporte.

Nombre	Valor	Descripción
D 201: FRONTAL SPLIT	0.1	Gran abducción de piernas, tronco y cabeza alineados .
D 202: FRONTAL VERTICAL SPLIT	0.2	"Split" vertical en plano frontal (cuerpo orientado hacia delante).
D 203: FREE SUPPORT FVS	0.3	D 202, dónde la mano del gimnasta no toca el suelo.
D 211: FRONTAL PRONE SPLIT	0.1	"Frontal Split", con flexión de tronco (pecho pegado al suelo).
D 213: SPLIT THROUGH (PANCAKE)	0.3	D 211, con rotación de cadera, y cuerpo extendido boca abajo.

Tabla 33. Posición de "Split" en plano frontal con algunas combinaciones

3.4.6. FAMILIA ILLUSION

Esta familia incluyen ejercicios con rotación completa en el plano vertical de la pierna libre, realizados sin giro extra (90° o más).

Nombre	Valor	Descripción
D 184: ILLUSION	0.4	Inicio a pies juntos, giro y círculo vertical (360°) sobre una pierna.
D 185: ILLUSION TO SPLIT	0.5	La pierna levantada desciende a "Split", y el pie no toca el suelo.
D 186: ILLUSION TO VERTICAL SPLIT	0.6	D 185, dónde la mano toca el suelo finalizando en "Vertical Split".
D 187: ILLUSION TO FVS	0.7	D 186, siendo la posición final de "Free Vertical Split".

D 195: FREE ILLUSION	0.5	"Illusion", sin que las manos toquen el suelo, (colocación opcional).
D 196: FI TO SPLIT OR PRONE SPLIT*	0.6	Desde "Free Support Illusion" (360º) se pasa a "Split/Prone Split".
D 197 FI TO VERTICAL SPLIT	0.7	La pierna elevada no desciende, finalizando en "Vertical Split".
D 198: FI TO FREE VERTICAL SPLIT	0.8	En este caso, la posición final es a "Free Support Vertical Split".

Tabla 34. Illusion y variantes; FI ("Free Illusion"); FVS ("Free Vertical Split").

También se admiten variaciones repitiendo el elemento (doble "Illusion"). El elemento básico "Illusion", comienza con el gimnasta de pie, con los pies juntos. El movimiento se inicia con una elevación de una pierna hacia arriba, para realizar un círculo vertical de 360º, al tiempo que el cuerpo rota y gira 360º sobre la pierna de soporte. Así mismo una mano toca el suelo, a un lado del pie de soporte. El movimiento finaliza con el descenso de la pierna, buscando la posición de partida inicial. Una variante a destacar es la eliminación del apoyo de manos, mientras el gimnasta dirige la pierna levantada directamente a un "Split" ó "Prone Split", sin el pie tocando el suelo, siendo esta la posición final ("Free Vertical Split").

3.4.7. FAMILIA CAPOEIRA

En el grupo de elementos de fuerza dinámica se encuentra la familia "Capoeira with Twist", dentro de la cuál se explicó la realización de la "Capoeira". En este caso, este ejercicio se combina con otros que exigen elevados niveles de flexibilidad.

Nombre	Valor	Descripción
D 222: CAPOEIRA	0.2	"Capoeira" mostrando un "Split" sin cambio de orientación.
D 223: CAPOEIRA TO SPLIT	0.3	Cambio de piernas para hacer "Split", con giro de 180°
D 224: CAPOEIRA ½TWIST TO SPLIT	0.4	D 224, mientras que el cuerpo gira hay un cambio de dirección.
D 225: CAPOEIRA 1/1 TWIST TO SPLIT	0.5	Idéntico movimiento, pero en este caso el giro es de 360°
D 234: CAPOEIRA SWITCH TO SPLIT	0.4	"Capoeira" y "Switch" y "Split" final, sin cambio de dirección

Tabla 35. Familia "Capoeira". *El gimnasta ejecuta una Capoeira, mostrando un "Split" sin cambiar de orientación sobre el soporte de un brazo recto.

Así, en el "Capoeira ½ Twist to Split", el gimnasta adopta la posición inicial de "Capoeira" y cambia las piernas y la orientación del cuerpo para finalizar en "Split", mientras que el cuerpo está girando 180°, cambiando la dirección. El aterrizaje es en "Split" (sagital, frontal o pronado).

Capítulo IV.
ORIENTACIONES DIDÁCTICAS PARA EL APRENDIZAJE DE LOS ELEMENTOS BÁSICOS DE LA GIMNASIA AERÓBICA: PROGRESIONES Y BASES COREOGRÁFICAS.

Como se ha comentado en los capítulos anteriores, la Gimnasia Aeróbica es un deporte que combina un gran número de elementos, muchos de los cuáles necesitan unos niveles condicionales mínimos, especialmente de fuerza y flexibilidad, para que puedan ser correctamente realizados. El objetivo de este capítulo es el plantear una serie de sencillas progresiones para encaminar el aprendizaje y perfeccionamiento de algunos de los elementos más representativos de este deporte, a partir de los cuáles se pueden elaborar diferentes coreografías.

Las progresiones se describen por estaciones de menor a mayor dificultad, partiendo de los fundamentos técnicos por los que se rige la correcta ejecución de los elementos en la GA. Los parámetros necesarios para la adecuada prescripción y dosificación de los ejercicios aquí presentados pueden encontrarse en los apartados destinados al entrenamiento de la condición física incluidos en el siguiente capítulo.

4.1. FUERZA DINÁMICA

Los elementos de Fuerza Dinámica requieren unos niveles de fuerza isométrica y de control corporal básicos, que se deben ir adquiriendo a medida que el gimnasta va madurando. El trabajo de acondicionamiento físico le permite ir trabajando con su propio peso corporal como sobrecarga, lo cuál asegura la progresión del entrenamiento.

4.1.1. WENSON

Primera Estación: "Push up", trabajo de flexión de brazos con cuerpo en posición frontal paralelo al suelo. El cuerpo está alineado, las pierna ligeramente separadas y los brazos en línea con los hombros. La distancia entre el pecho y el suelo no debe ser inferior a 10 cm (ver Imagen 1).

83

Segunda Estación: Desarrollo de la movilidad articular y flexibilidad a nivel de la cadera ("Split Frontal").

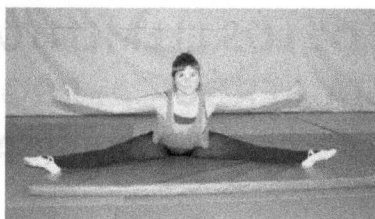

Imagen 19. Posición de entrenamiento del "Split Frontal".

Tercera Estación: Combinación de "Push up" colocando la pierna estirada encima del triceps del brazo del mismo lado, con ayuda.

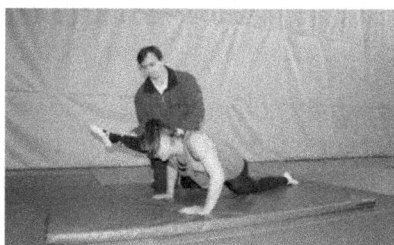

Imagen 20. Progresión a "Push up" con ayuda.

Cuarta Estación: "Wenson" sin ayuda (ver Imagen 4).

4.2. FUERZA ESTÁTICA

En estos elementos ponen de manifiesto la gran importancia que tiene el acondicionamiento físico, tanto de fuerza como de flexibilidad en el gimnasta. A continuación se presentan progresiones básicas para tres elementos distintos pero muy presentes en las ejecuciones coreográficas.

4.2.1. STRADDLE SUPPORT ½ GIRO

Primera Estación: Elevación de piernas alternativa (trabajo muscular y de tonificación del miembro inferior), tal y cómo se puede apreciar en la Imagen 21.

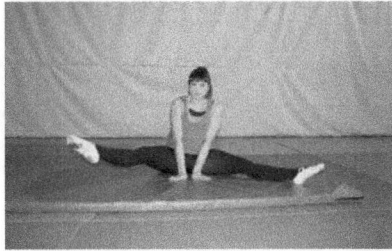

Imagen 21. Posición de "Straddle" con apoyo de cadera y elevación de pierna.

Segunda Estación: Posición de "Straddle", los brazos elevan y sujetan la cadera, manteniendo los pies apoyados en el suelo. Adopción de la postura correcta de colocación de manos, pegadas al cuerpo por la cara interna de las piernas, dedos apuntando hacia los laterales de forma que las muñecas estén juntas.

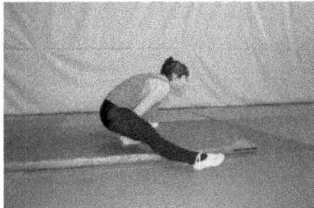

Imagen 22. Progresión a "Straddle" adoptando una correcta colocación de manos.

Tercera Estación: Ejercicio similar al anterior, introduciendo el apoyo de los pies sobre un banco, con el fin de aumentar la distancia entre el cuerpo y suelo. Juego de manos para automatizar el movimiento de éstas en el giro. (El cuerpo debe estar elevado del suelo).

Imagen 23. Progresión a "Straddle"

con apoyo de pies en banco.

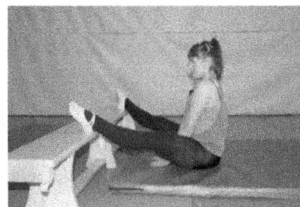

Cuarta Estación: "Straddle" sin apoyo de pies y con puntas sobre un banco, el gimnasta trata de mantener la posición el mayor tiempo posible.

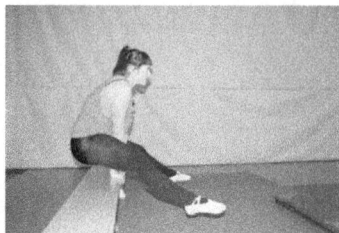

Imagen 24. Realización de "Straddle" con apoyo de manos y piernas elevadas.

Cuándo el ejercicio pueda ser realizado durante al menos 10 segundos, se propone la realización del "Straddle" sin apoyo de pies y con puntas (ver Imagen 10). Una vez conseguido, se inicia al gimnasta en el movimiento del elemento combinado con giro.

4.2.2. V SUPPORT

Primera Estación: Elevación de piernas alternativa (Imagen 21).

Segunda Estación: Ejercicio similar a la segunda estación propuesta para el "Straddle". En este caso el gimnasta debe centrarse en adoptar una postura correcta y en una adecuada situación de las manos, colocadas pegadas al cuerpo a la altura de la cadera y con los dedos apuntando hacia delante.

Tercera Estación: Elevación de piernas lo máximo posible mediante ayuda de un compañero, de forma que las piernas queden perpendiculares al suelo.

Cuarta Estación: "V Support" sin ayuda (Imagen 12).

4.2.3. PLANCHE

Primera Estación: "Push up" de tríceps. Se sitúa el cuerpo alineado, con piernas juntas y codos pegados al mismo, y a continuación se realiza una flexión sin que el pecho toque el suelo. Se orienta al gimnasta a que mantenga su cuerpo totalmente "contraído".

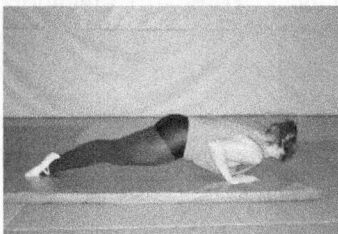

Imagen 25. Posición inicial para la realización de "Push up" de tríceps.

Segunda Estación: Ejercicio similar al anterior, pero apoyando las puntas de los pies sobre un banco. El apoyo de las manos es algo más retrasado, tratando de que puedan estar situadas prácticamente a la altura de la cadera.

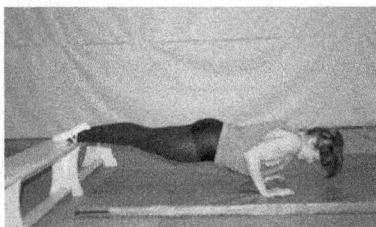

Imagen 26. Progresión a "Planche" con apoyo de pies sobre banco.

Tercera Estación: "Planche" con ayuda. Los pies del gimnasta son sujetados a la altura del dorso, elevándose el cuerpo ligeramente por encima de la horizontal, alcanzando una leve inclinación. Se mantiene la colocación de las manos de la estación anterior.

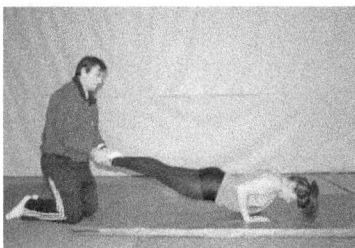

Imagen 27. Realización de "Planche" con ayuda.

Cuarta Estación: Ejecución de "Planche", con los pies ligeramente elevados sobre el suelo, evitando el contacto con el mismo.

Quinta Estación: "Planche" completo, elevando los pies por encima de la línea del cuerpo.

4.3. SALTOS

Los saltos son fundamentales en la GA, dado que suelen combinarse con distintos elementos, sobre todo en la fase de aterrizaje. Son éstos elementos en los que han de tomarse ciertas precauciones a cerca de la superficie a emplear, dado que algunos movimientos, especialmente los apoyos con muñeca, son potencialmente lesivos.

4.3.1. FREE FALL 1/2 TWIST AIRBORNE

Primera Estación: De pie enfrente de una colchoneta gruesa, dejarse caer con el cuerpo completamente extendido y rígido, para apoyarse sobre la colchoneta con las manos. Separación entre los pies y la colchoneta de un metro aproximadamente.

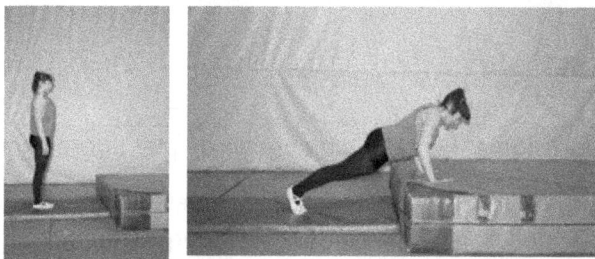

Imagen 28. Posición inicial y caída "Free Fall".

Segunda Estación: Encima de la colchoneta gruesa, repetir el ejercicio anterior. La diferencia radica en que la distancia entre las manos y la colchoneta es mayor. Se debe tratar de que el gimnasta vaya logrando la recepción en posición "Push up".

Tercera Estación: Realizar caída libre desde la posición de balanza facial a apoyo en "Push up" con el cuerpo en completa extensión y rígido. En función de la rigidez de la superficie de apoyo, el equilibrio se verá más o menos comprometido.

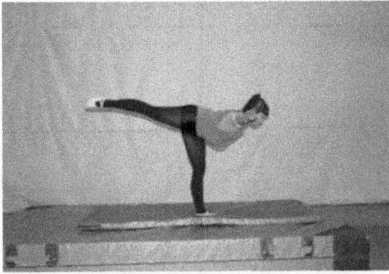

Imagen 29. Posición de balanza.

Cuarta Estación: De espalda a la colchoneta gruesa a una distancia de un metro aproximadamente, dejarse caer realizando medio giro para recepcionar en apoyo facial con las manos sobre la colchoneta.

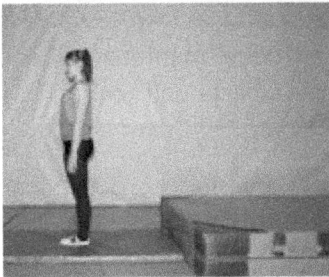

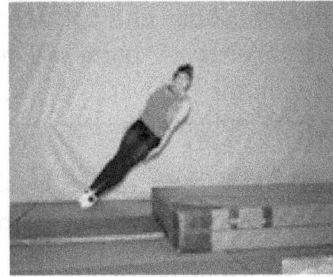

Imagen 30. Caída libre a colchoneta con medio giro.

Quinta Estación: Posición inicial idéntica al ejercicio anterior. La recepción se realiza colocando las manos en posición de "Push up", sobre la colchoneta. Posteriormente se realiza todo el ejercicio sobre la colchoneta. La progresión lógica pasa por reducir la capacidad de amortiguación de la superficie, hasta lograr la ejecución del ejercicio sobre la superficie de competición.

4.3.2. GAINER ½ TWIST

Primera Estación: Desde bipedestación se realiza un lanzamiento de una pierna hasta la horizontal, momento en el que el cuerpo queda alineado en posición balanza. A continuación, se debe realizar medio giro con impulso y sin salto, para finalizar el movimiento en posición de balanza, tratando de no perder el equilibrio y mantener la posición.

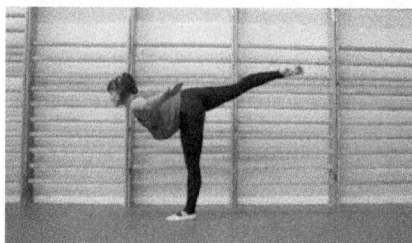

Imagen 31. Balanza con apoyo en espalderas.

Segunda Estación: Trabajo de "Push up" desde caída libre, respetando la estructura propuesta en la tercera estación del "Free Fall ½ Twist Airbone".

Tercera Estación: Se parte de la posición inicial presentada en la primera estación, sobre una colchoneta. Se realiza el ejercicio para marcar posición de balanza. A partir de aquí, se debe mantener el equilibrio durante 3 segundos y elevar la pierna apoyada hasta unir ambas, buscando una recepción a "Push up".

Cuarta Estación: Se repite la situación anterior, pero eliminando la parada intermedia, para caer directamente a "Push up".

Quinta Estación: Se realiza el ejercicio anterior con unos pequeños pasos de carrera previa y manteniendo la posición de "Push up" cinco segundos. El gimnasta debe mantener su cuerpo paralelo al suelo y en completa extensión.

4.3.3. TAMARO

Primera Estación: El gimnasta se sujeta en la espaldera y adopta una posición de equilibrio sobre una pierna. A partir de aquí, realiza lanzamientos de pierna hacia atrás, para efectuar un salto.

Segunda Estación: Apoyo facial en "Push up" a un brazo, mientras el otro está extendido. A continuación se recoge y se realiza un giro de 360° para finalizar en "Push up", aguantando 3 segundos la posición. El cuerpo debe estar extendido y tenso en todo momento.

Tercera Estación: Desde posición de balanza supina, se realiza una pequeña cabriola hacia atrás, para que la pierna apoyada se pueda unir con la contraria en el aire, hasta alcanzar una posición paralela al suelo y aterrizar en "Push up".

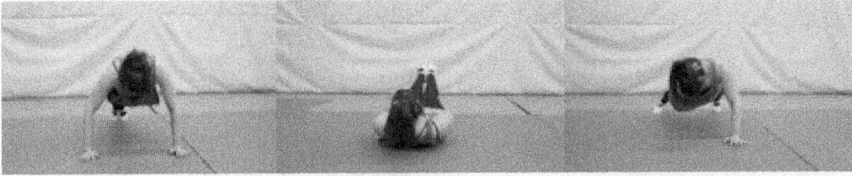

Imagen 32. Posición Inicial en "Push up" y giro para finalizar de nuevo en "Push up".

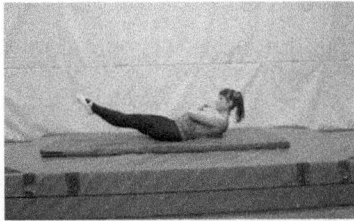

Imagen 33. Balanza en posición supina.

Cuarta Estación: Desde balanza facial, realizar un salto y tratar de unir las dos piernas en la horizontal, situando el cuerpo paralelo al suelo. A continuación se ejecuta un medio giro, el gimnasta tensa el cuerpo y recepciona en posición dorsal sobre la colchoneta. Posteriormente se ejecuta todo el ejercicio precedido de una pequeña carrera previa.

Quinta Estación: Partiendo de la posición de balanza, se realiza un pequeño giro en el eje longitudinal, para unir los dos pies en el suelo y finalizar mirando hacia la dirección contraria. A continuación, se realiza otro medio giro, separando las piernas y recepcionando en "Push up". Cuándo el gimnasta sea capaz de ejecutar el movimiento con fluidez, se elimina la parada intermedia, de modo que se realiza el giro completo y se cae a "Push up".

4.3.4. SHUSHUNOVA

Primera Estación: El gimnasta flexiona el tronco, y separa las piernas, que se encuentran extendidas, para apoyar las manos en el suelo y realizar un movimiento rápido de extensión del tronco. De este modo se pasa de una posición "carpada" a un apoyo facial, con el cuerpo en completa extensión.

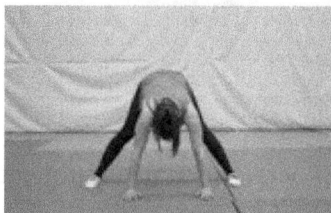

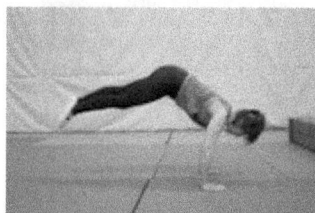

Imagen 34. Progresión a posición "carpada" con apoyo facial.

Segunda Estación: Realizar dos lanzamientos alternativos de pierna derecha e izquierda (*"ronde de jambé"* desde adelante-lateral-atrás), con las rodillas completamente extendidas, para impulsarse y realizar una carpa.

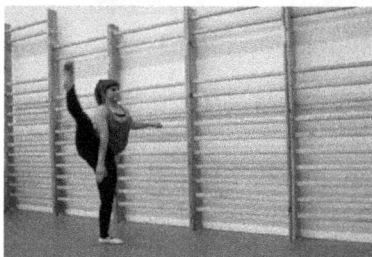

Imagen 35. Lanzamientos alternativos de piernas con apoyo en espaldera.

Tercera Estación: Adoptar posición de balanza facial, para realizar una caída libre a "Push up", en la cual el cuerpo debe estar completamente extendido.

Cuarta Estación: Mismo ejercicio propuesto en la segunda estación, pero se pasa directamente al impulso seguido de una carpa y caída libre con recepción en "Push up" en una colchoneta gruesa, sin realizar parada entre ambos movimientos.

Quinta Estación: Salto agrupado desde parado (ver Imagen 16), llevando las dos piernas atrás y caída libre a "Push up", tocando con los pies y las manos al mismo tiempo.

Sexta Estación: Realizar saltos a carpa, impulsando sobre minitramp y cayendo sobre colchoneta gruesa. El gimnasta puede comenzar saltando 2-3 veces sobre el minitramp, para ejecutar un movimiento en el aire consistente en elevar las piernas a la altura de la cadera en posición de "Straddle", con puntas y con los brazos estirados, con el fin de que las manos toquen las puntas de los pies (ver Imagen 17).

Séptima Estación: Realizar una *"ronde de jambé"* con cada pierna, y a continuación un paso más, impulso y carpa con caída libre para recepcionar en "Push up". A continuación, se propone el introducir dos pasos enlazados de carrera con impulso, seguido del gesto global de la "Schuchunova", tocando con manos y pies al mismo tiempo.

4.4. EQUILIBRIOS Y FLEXIBILIDAD

Aunque en el capítulo siguiente se mostrarán pautas básicas para el desarrollo y mantenimiento de la flexibilidad, es conveniente el conocer algunas posiciones básicas y progresiones que ayuden al gimnasta a lograr la ejecución de los elementos de esta familia con la mayor corrección posible. De todos modos, es necesario reseñar que para la realización de los ejercicios aquí propuestas, es necesario el partir de un cierto nivel de flexibilidad, sobre todo a nivel de cadera (movilidad articular) y de musculatura flexora de la rodilla (elasticidad).

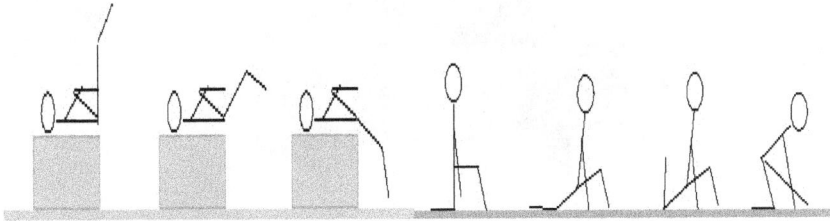

Figuras 4 y 5. Progresión a "Split", mediante ejercicios para mejorar la elasticidad de la musculatura flexora de cadera y de rodilla (Isquiotibiales).

4.4.1. SPLIT LATERAL

Primera Estación: El gimnasta se sienta, con las piernas separadas buscando el mayor ángulo posible ente las mismas. Una vez adoptada esta posición, se realiza una flexión lateral de tronco hacia ambos lados (primero uno y luego otro) tratando de mantener la posición final alcanzada.

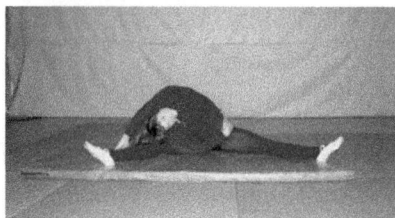

Imagen 37. "Split" con flexión lateral de tronco.

Segunda Estación: De pie, en primera posición y apoyando una mano contra la pared realizar lanzamientos de pierna, por delante del cuerpo, hasta la máxima altura posible (Imagen 35).

Tercera Estación: El gimnasta se sienta en el suelo y ayudándose de un apoyo, sitúa el talón del pie sobre un banco para elongar la cara interna de la musculatura de las piernas y aumentar la fuerza de los abductores. Se mantiene la posición, primero con una pierna y luego con otra. La pierna que no está elevada debe contactar con el suelo a partir de la rodilla.

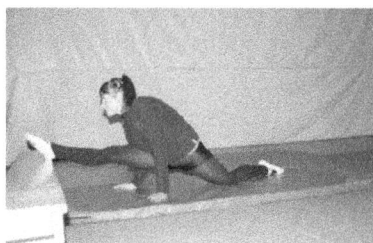

Imagen 38. "Split" con apoyo de pierna elevada sobre un banco

Cuarta Estación: "Split lateral" completo con puntas (planta del pie flexionada). No se permite apoyo de brazos y la cabeza y el tronco deben estar en línea.

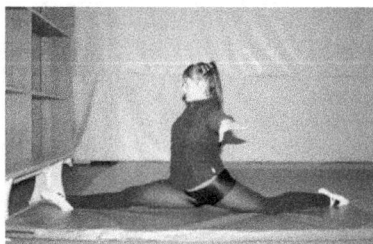

Imagen 39. "Split lateral" con puntas.

Quinta Estación: Se adopta la misma posición presentada en la tercera estación, pero en este caso la pierna que no se encuentra elevada, sino que debe estar en contacto con el suelo por completo.

4.4.2. SPLIT FRONTAL

Primera Estación: Se adopta la posición de la primera estación presentada para el "Split lateral", flexionando el tronco hacia el suelo (Imagen 37).

Segunda Estación: Se repite la situación propuesta para la segunda estación del "Split" lateral, si bien en este caso los lanzamientos de pierna son realizados con rotación externa de cadera, buscando la máxima altura posible para trabajar los abductores.

Tercera Estación: Apertura de la articulación coxo-femoral. En el suelo de rodillas realizar un movimiento de separación hasta la máxima apertura posible sin apoyo de brazos.

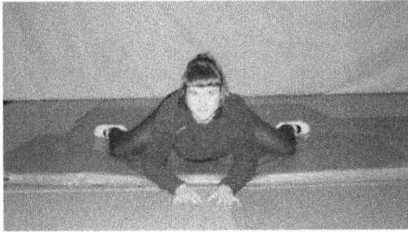

Imagen 40. Progresión a "Split frontal".

Cuarta Estación: "Split" frontal con elongación de la parte posterior de la rodilla, manteniendo la planta del pie en extensión.

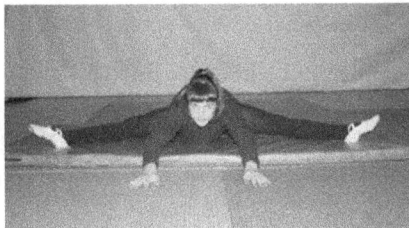

Imagen 41. "Split frontal" con flexión de tronco y manos apoyadas en el suelo.

Quinta Estación: "Split frontal" con alargamiento de la parte antero-posterior de la musculatura de las piernas. Rotación externa de la cadera y flexión de la planta del pie. Sin apoyo de brazos, la cabeza y el tronco deben estar en línea (ver Imagen 19).

4.4.3. ILLUSION

Primera Estación: "Split lateral".

Segunda Estación: Equilibrio en apoyo monopodal, levantando una pierna lo máximo posible.

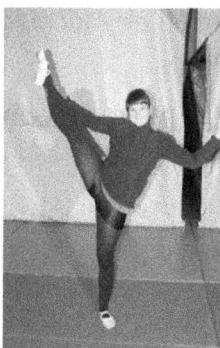

Imagen 42. Equilibrio monopodal con apoyo de mano para facilitar la posición.

Tercera Estación: El gimnasta debe ser capaz de realizar un "Split vertical" (ver Imagen 18). A continuación, se introduce la ejecución de un giro, con ayuda de las manos.

Cuarta Estación: Ejecución de la "Illusion" partiendo de la posición de pie.

4.5. EL TRABAJO EN CIRCUITO EN LA GIMNASIA AERÓBICA

De acuerdo con los grandes estudiosos de la GA Vernetta y López Bedoya, la organización del entrenamiento a modo de mini-circuito es un medio ideal para la formación del gimnasta, por combinar de forma conjunta factores físicos y técnicos. De acuerdo con lo propuesto por estos autores, a continuación se presentan dos propuestas metodológicas de entrenamiento basadas en sus famosos "Circuitos Estrella", por ser considerados de gran interés y utilidad.

4.5.1. MINI-CIRCUITO EN ESTRELLA "SCHUCHUNOVA"

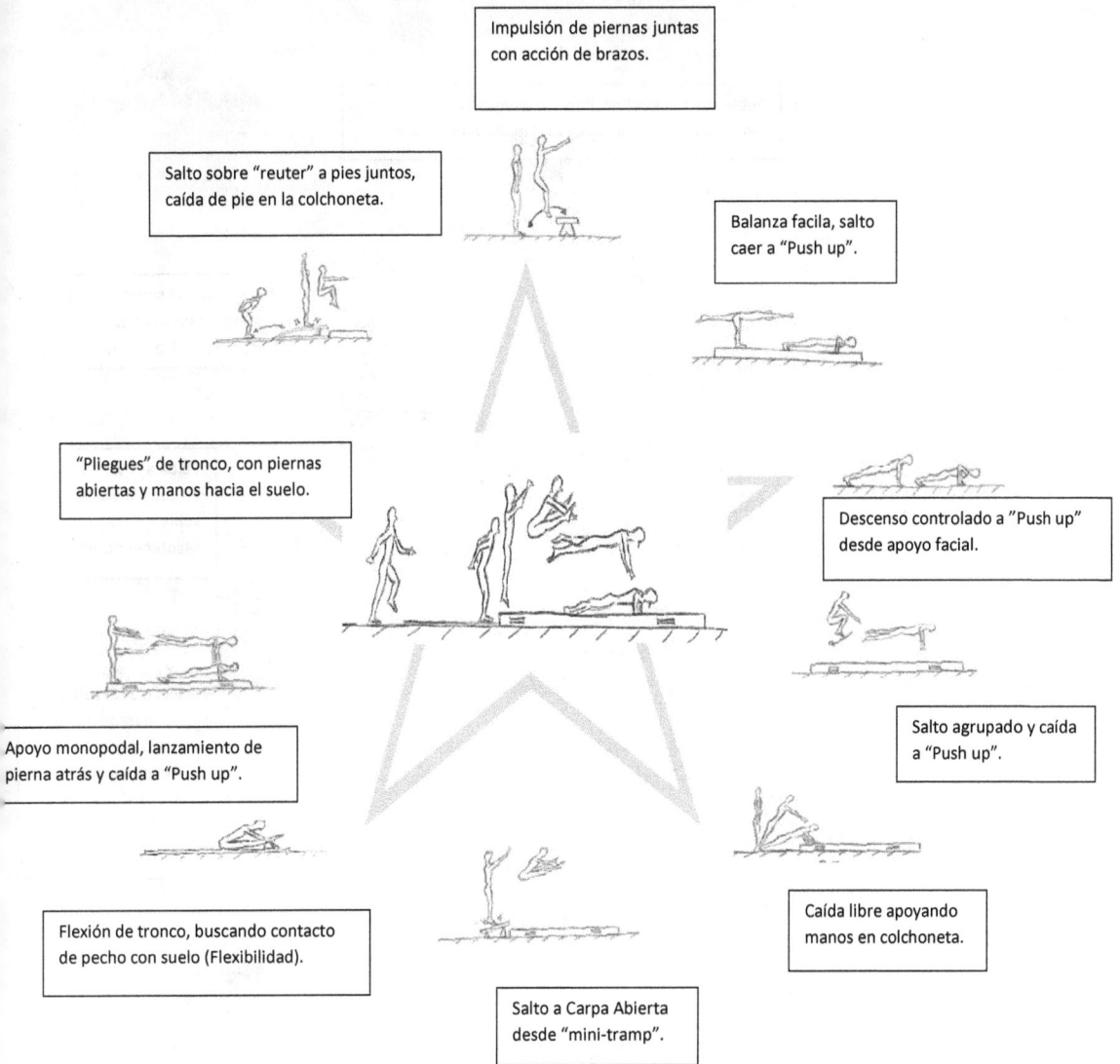

Impulsión de piernas juntas con acción de brazos.

Salto sobre "reuter" a pies juntos, caída de pie en la colchoneta.

Balanza facila, salto caer a "Push up".

"Pliegues" de tronco, con piernas abiertas y manos hacia el suelo.

Descenso controlado a "Push up" desde apoyo facial.

Apoyo monopodal, lanzamiento de pierna atrás y caída a "Push up".

Salto agrupado y caída a "Push up".

Flexión de tronco, buscando contacto de pecho con suelo (Flexibilidad).

Caída libre apoyando manos en colchoneta.

Salto a Carpa Abierta desde "mini-tramp".

Figura 6. Mini-circuito en estrella "Shushunova" (adaptado de Vernetta y López).

El circuito combina ejercicios de resistencia muscular y flexibilidad, tratando de aislar los distintos movimientos que forman el elemento, para preparar una posterior re-agrupación de los mismos. La primera estación propone la realización de saltos sencillos sobre reuter, para ir complicando el movimiento y añadiendo los movimientos de brazos y la caída a "Push-up". Para una adecuada dosificación de la carga, ver capítulo 5.

4.5.2. MINI-CIRCUITO EN ESTRELLA "TAMARO"

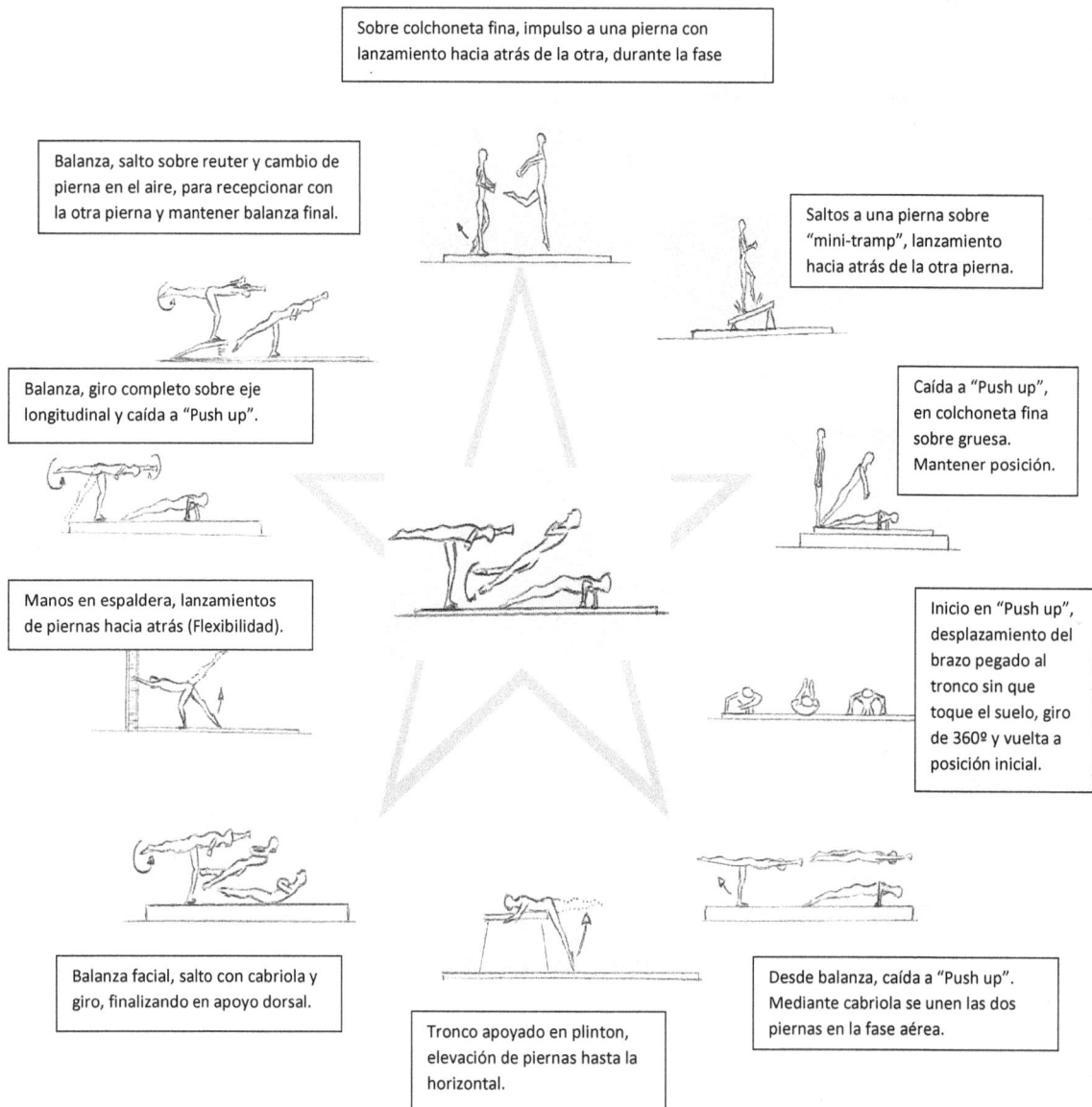

Sobre colchoneta fina, impulso a una pierna con lanzamiento hacia atrás de la otra, durante la fase

Balanza, salto sobre reuter y cambio de pierna en el aire, para recepcionar con la otra pierna y mantener balanza final.

Saltos a una pierna sobre "mini-tramp", lanzamiento hacia atrás de la otra pierna.

Balanza, giro completo sobre eje longitudinal y caída a "Push up".

Caída a "Push up", en colchoneta fina sobre gruesa. Mantener posición.

Manos en espaldera, lanzamientos de piernas hacia atrás (Flexibilidad).

Inicio en "Push up", desplazamiento del brazo pegado al tronco sin que toque el suelo, giro de 360º y vuelta a posición inicial.

Balanza facial, salto con cabriola y giro, finalizando en apoyo dorsal.

Tronco apoyado en plinton, elevación de piernas hasta la horizontal.

Desde balanza, caída a "Push up". Mediante cabriola se unen las dos piernas en la fase aérea.

Figura 7. Mini-circuito en estrella "Tamaro" (adaptado de Vernetta y López).

El circuito comienza con saltos sencillos (sobre colchoneta fina), para ir complicándolo mediante el empleo de cabriolas y giros. Son aplicables las mimas orientaciones expuestas para el circuito anterior. Ambos circuitos necesitan de material específico, principalmente colchonetas gruesas y finas, un plinto con su cabezal, un reuter, un minitramp y espalderas.

4.6. LA COREOGRAFÍA EN LA GIMNASIA AERÓBICA

Para preparar una coreografía en GA, hay que tener presentes ciertos criterios de valoración que los jueces suelen utilizar y que están principalmente relacionados con los contenidos artísticos, de ejecución y de dificultad de la misma. A esto se le debe añadir la ocupación total y racional del espacio, y los movimientos aéreos. Por último, también debe ser novedosa y atractiva, buscando la atención del público y jueces. La música debe estar presente durante toda la coreografía, con un ritmo de 140-155 bits por minuto. De acuerdo con las normas de la FIG, toda coreografía debe ser valorada en tres niveles y de acuerdo con unos requisitos específicos.

En Artística:

La coreografía debe demostrar creatividad y contenido deportivo específico, variedad de movimientos y un alto grado de correlación entre estos, la música, y la expresión del competidor.

No están permitidos temas que muestren violencia, religión, racismo y sexo.

Para Parejas, Tríos y Grupos, se requieren 3 figuras o elevaciones, incluidas la de inicio y la de finalización.

En Ejecución:

Todos los movimientos deben ser ejecutados a la perfección.

En Dificultad:

La rutina debe mostrar un equilibrio entre movimientos aéreos, de superficie, trabajo de suelo y elementos de dificultad.

Se permiten un máximo de 12 elementos (MP, TR, GR) o 10 elementos (IM, IW) por cada competidor. De los cuales 2 elementos del mismo o de diferente grupo pueden combinarse, pero deben pertenecer a diferentes familias.

Los elementos que no reúna los requerimientos mínimos serán contabilizados entre dificultades pero con valor de 0.0 puntos y no contará como elemento del grupo.

Para recibir el valor de dificultad para cada grupo, los competidores deben realizarlos sin combinaciones y cada uno de diferentes familias.

La puntuación de dificultad es el valor total de las 10 (IW / IM) ó 12 (MP/TR/GR) dificultades realizadas más el valor de las combinaciones.

Se permite un máximo de 6 (MP,TR,GR) o de 5 elementos (IM, IW) elementos de dificultad en el suelo, incluyendo los aterrizajes en el suelo en posición de "Split" y de "Push up".

Están permitidos un máximo de 2 elementos de dificultad del grupo C aterrizando en "Push up" y un máximo de 2 elementos del grupo C aterrizando en "Splits".

Para Parejas y Tríos:

Para recibir valor de dificultad del elemento, los competidores deben realizarlo al mismo tiempo o de forma consecutiva, en la misma o diferente dirección (excepto en las figuras o elevaciones).

Para Grupos:

Debe incluirse al menos un elemento de cada grupo de la lista de elementos.

Para recibir valor de dificultad de estos elementos, todos los competidores del grupo deben realizarlo al mismo tiempo o de forma consecutiva, en la misma o diferente dirección (excepto en las figuras o elevaciones).

Para conseguir puntuación en el resto de elementos realizados, los competidores pueden ejecutar hasta dos elementos diferentes al mismo tiempo o de forma consecutiva o con distinta combinación de competidores (ej. 1-5, 2-4, 3-3).

Una vez revisados los requisitos mínimos que debe cumplir toda composición coreográfica, hay que atender a aquellos contenidos que puedan y deban ser incluidos. De este modo, se proponen unas directrices básicas al respecto a modo de guía o pautas orientativas que pueden ser de utilidad a la hora de planificar, organizar y llevar a la práctica una propuesta coreográfica específica para la GA.

Pasos Básicos. Hay que decidir en que momentos deben ser empleados (normalmente como transición), siendo aconsejable el que vayan acompañados de movimientos de brazos.

Desplazamientos y Orientaciones. Son éstos aspectos fundamentales a cuidar, puesto que otorgan mayor movimiento y vistosidad a la coreografía, además de ser imprescindibles para lograr la ocupación total del espacio. Puesto que no hay limitación máxima, pueden emplearse cuantos sean necesarios.

Ritmo. Importante para adaptar la coreografía a la música, darle velocidad o ralentizarle. Hay que prestar especial atención a la música elegida, para que se adapte con claridad a cada uno de los elementos, desplazamientos y orientaciones elegidos.

Formaciones en el espacio. Cada dos ó tres frases es aconsejable el realizar algún cambio de formación (Figura 6), así como el alternar la posición de los componentes del grupo. Esto enriquecerá la coreografía.

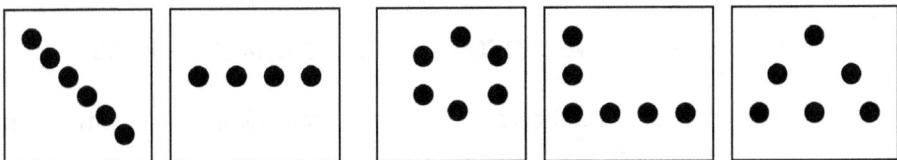

Figura 8. Cambios de formación coreográficos.

Brazos: Por lo general los movimientos de brazos se realizan combinados con cada paso básico, tratando de no buscar una excesiva complejidad de los mismos. Sin embargo, su ejecución debe ser fuerte y definida, acompañada de un patrón de movimientos de pies definido y siempre ajustados al nivel del gimnasta.

Elementos de dificultad: Se trabajarán por grupos de dificultad bien a través de progresión ó a modo de circuito. Posteriormente se integrarán en la coreografía.

Transiciones y Enlaces: Estos movimientos serán utilizados entre los elementos de dificultad o para cambiar de niveles de altura en la coreografía, dándole más vistosidad a la misma.

Elevaciones o Figuras: Estos conceptos vienen definidos por el levantamiento de una o más personas del grupo y por el contacto físico entre los gimnastas, respectivamente. Dependiendo de la categoría el número de estas variará en la rutina de competición, teniéndose siempre presente que su ausencia está penalizada con 0.5 puntos.

El trabajo de las elevaciones variará según sean para el principio o el final de la rutina. Así mismo estas pueden surgir en el desarrollo de la composición, por lo que es necesario atender a la dificultad de cada una, para que no ocupen más de 16 tiempos entre montarse y desmontarse, siendo la inicial la única que puede ser más elaborada y por lo tanto requerir más tiempo.

A modo de resumen, el montaje coreográfico debe primer tener en cuenta las distintas exigencias de cada categoría para la rutina de competición. Posteriormente hay que cuidar el equilibrio entre los patrones de movimiento aeróbico (combinaciones de movimientos de alto y bajo impacto) y los elementos de dificultad. Por último, hay que buscar un acertado y completo uso del espacio, del suelo de la superficie de competición y de los movimientos aéreos.

4.6.1. LOS ELEMENTOS DE DIFICULTAD EN LAS COREOGRAFÍAS

En cada coreografía deben ser incluidos como mínimo un elemento de cada uno de los siguientes grupos:

- *GRUPO A Fuerza Dinámica*

- *GRUPO B Fuerza Estática*

- *GRUPO C Saltos y saltos con desplazamiento*

- *GRUPO D Equilibrios y flexibilidad*

Conviene señalar que los elementos de dificultad son opcionales, pero que sin embargo en eventos de nivel internacional (Seniors), los elementos con valor 0.1 y 0.2 no serán tomados en consideración como elementos de dificultad. De todos modos, el competidor puede realizar elementos de dificultad no listados en el Código FIG, ya que los jueces de dificultad están autorizados a evaluarlos y puntuados con un límite del valor de 0.3 puntos. A este respecto, es conveniente aclarar que la clasificación de nuevos elementos de dificultad sólo puede ser realizada por el Comité de Gimnasia Aeróbica, que los evaluará una vez al año, a petición del competidor, mediante una solicitud remitida al secretariado de la FIG antes de que finalice el mes de enero de ese año.

Capítulo V.
EL ACONDICIONAMIENTO FÍSICO EN LA GIMNASIA AERÓBICA

Para determinar las principales estrategias a seguir al objeto de lograr un acondicionamiento físico efectivo del gimnasta, se debe partir de tres aspectos fundamentales, como son identificar las capacidades físicas propias de la GA, elegir los medios de entrenamiento para las mismas más adecuados, y saber organizar y situar los contenidos de las distintas sesiones a lo largo de la temporada, siempre partiendo de las características individuales de cada deportista.

A este respecto, y aunque es un hecho conocido que la demanda física y condicional de todo deporte viene principalmente determinada por la estructura competitiva del mismo, conviene reseñar que el propio reglamento de la GA es el que marca decisivamente los contenidos que debe incluir el acondicionamiento físico del gimnasta. De este modo, las ejecuciones coreográficas que deben ser realizadas en la GA deben respetar dos aspectos reglamentarios básicos, la duración de las mismas (entre 1'30" y 1' 45", dependiendo de las categorías) y los elementos obligatorios a realizar de acuerdo con el reglamento vigente.

Capacidades físicas específicas	Flexibilidad	Estática Dinámica
	Resistencia	Potencia Aeróbica Potencia Anaeróbica Láctica
	Fuerza	Resistencia (Acondicionamiento) Isométrica (Elementos estáticos) Explosiva (Elementos dinámicos)
Capacidades físicas implicadas	Velocidad gestual	Transición y ejecución de elementos
	Agilidad	

Tabla 36. Las capacidades físicas en la gimnasia aeróbica.

Atendiendo entonces a la normativa actual y teniendo en cuenta que todos los movimientos deben ser ejecutados con fluidez y sincronizados en base a un ritmo musical de alto impacto, se propone la siguiente identificación de las principales capacidades físicas directamente implicadas en la gimnasia aeróbica (Tabla 36).

Partiendo de este sencillo análisis y teniendo presente que los ejercicios destinados al aprendizaje y al perfeccionamiento de la ejecución técnica de los elementos conllevan un desarrollo de las capacidades físicas implicadas (velocidad gestual y agilidad), el acondicionamiento físico del gimnasta debería centrarse principalmente en las capacidades físicas específicas, las cuáles demandan un abordaje más profundo y completo.

5.1. LA FUERZA EN LA GIMNASIA AERÓBICA: ASPECTOS BÁSICOS Y CONSIDERACIONES PARA SU ENTRENAMIENTO

Todas las disciplinas deportivas pertenecientes al ámbito gimnástico destacan por la gran demanda de fuerza muscular que exige la realización de gran parte de sus elementos, y la GA no es una excepción. Cómo se ha señalado anteriormente, la GA combina pasos básicos de "Aerobic" con elementos que parecen más bien propios de la Gimnasia Artística o incluso Rítmica, sobre todo en lo que a la modalidad de "suelo" se refiere, por lo que es fácil identificar dos manifestaciones bien diferenciadas de la fuerza directamente implicadas en las rutinas competitivas. Así por ejemplo, es necesario el poseer grandes niveles de fuerza isométrica para poder mantener la ejecución de elementos de fuerza estática como por ejemplos los apoyos ("Straddle") en "V" o "L", las flexiones ("Push up") u otros movimientos similares ("Wenson"). A esto hay que añadir la necesidad de dotar al gimnasta de una notable fuerza explosiva, que le permita responder con eficacia a las exigencias pliométricas de distintos elementos de fuerza dinámica, como las caídas a "Push up", así como desarrollar la potencia necesaria para ejecutar los diferentes tipos de saltos característicos de este deporte (verticales, agrupado, sagital, tijeras, etc...). La claridad con la que la estructura competitiva de la GA permite identificar las manifestaciones de la fuerza directamente implicadas en la misma es un arma de doble filo, puesto que se podría pensar que la planificación del entrenamiento de la fuerza debería basarse única y exclusivamente en la repetición de los diferentes elementos competitivos durante los entrenamientos, hasta lograr el nivel de ejecución deseado. Esta interpretación del entrenamiento excluiría el desarrollo de cualquier otra manifestación de la fuerza, privando al gimnasta de la adquisición de una adecuada base muscular sobre la que edificar posteriores estímulos de entrenamiento, así como de evitar un estancamiento en su desarrollo.

Esta concepción clásica en la planificación del entrenamiento de la fuerza quizás sea debida a que la GA es considerada por algunos como un refugio para ciertos gimnastas que, o bien por que su declive profesional ha comenzado a ser evidente, o ya sea por que han tenido que retirarse prematuramente de la práctica del mismo debido a la cada vez más temprana edad con la que se suele debutar en el ámbito del alto rendimiento deportivo, deciden continuar su vida deportiva practicando otra modalidad de características similares. Por lo general, estos deportistas suelen proceder de otras disciplinas gimnásticas, las cuáles han sido tradicionalmente acusadas de huir deliberadamente de todo tipo de entrenamiento que pudiese suponer un aumento de la masa corporal, temerosos de que el peso del gimnasta se viese afectado.

Por todo ello, el entrenamiento de la fuerza muscular con sobrecargas (sobre todo de fuerza máxima) pudiera ser no tenido en cuenta en la GA, lo que se considera un grave error, que poco a poco se ha ido corrigiendo al mismo ritmo con el que los profesionales del entrenamiento deportivo se han ido incorporando al mundo de la gimnasia y de todas sus disciplinas.

5.1.1. ENTRENAMIENTO DE LA FUERZA MÁXIMA

Antes de abordar la necesidad de entrenar la fuerza máxima en la GA, se hace necesario el realizar cierta aclaración conceptual, para poder comprender la utilidad de esta manifestación de la fuerza y la importancia de su entrenamiento. En principio, en las coreografías de GA, el gimnasta debe vencer una resistencia que viene determinada por la magnitud de la misma (la intensidad con la que la fuerza de la gravedad atrae su masa corporal hacia al suelo) y la velocidad con la que ésta debe ser desplazada (capacidad para ejecutar los movimientos con rapidez y enlazarlos de manera fluida). El primer aspecto se identifica con la "Fuerza Absoluta", y el segundo con la "Fuerza Veloz", la cuál será convenientemente abordada más adelante.

La manifestación "Absoluta" de la fuerza es considerada "Máxima", cuándo se realiza la máxima contracción muscular posible y "Relativa", cuándo dicha contracción es relativizada en función del peso corporal. De este modo, y dado que el gimnasta debe soportar y movilizar su peso corporal dentro de la compleja estructura que caracterizan a los principales elementos de la GA, parece necesario que éste presente unos niveles más que aceptables de fuerza "Máxima Relativa".

Por otro lado, el nivel competitivo del gimnasta viene determinado por su estructura muscular. Dentro de la fisiología del ejercicio, se suele asumir que un músculo puede presentar un 50% de fibras que se contraen de manera lenta (I), un 22-25% de fibras de contracción rápida (IIa-IIb) y un 1-3% de fibras intermedias (IIc). Sin entrar en análisis más profundos, y teniendo en cuenta la explosividad y rapidez con las que el gimnasta debe realizar sus movimientos, parece lógico pensar que el entrenamiento debería ir encaminado a que sus músculos presentasen el mayor número de fibras de contracción rápida posible. Esto obligaría a realizar entrenamientos de "Fuerza Máxima", dónde se movilizan cargas muy cercanas al mayor peso que una persona puede vencer mediante una única contracción muscular (1RM) un número pequeño de veces, como por ejemplo realizar 5 series de 3 repeticiones movilizando la cargas cercanas al 90% RM. Sin embargo, este tipo de entrenamientos son tremendamente exigentes, potencialmente lesivos (si no son bien controlados) y de éxito relativo, debido sobre todo a la gran dificultad para lograr que las fibras de contracción lenta se transformen en tipo II, por lo que no es aconsejable su prescripción en la GA.

Sin embargo, existe otro modo de lograr estimular a las fibras tipo II para mejoren su capacidad contráctil, el cuál se basa en el efecto que el entrenamiento de fuerza máxima tiene a nivel nervioso. Dentro de la "Teoría del Entrenamiento Deportivo", es de sobra conocido el hecho de que las fibras musculares son reclutadas en función de la magnitud de la carga, de modo que ante cargas ligeras las fibras tipo I asumen la responsabilidad de la contracción muscular, mientras que las fibras tipo II no comienzan activarse hasta que la resistencia a vencer es elevada, necesitándose cargas cercanas al 80% del RM para que esto ocurra. Por todo ello, si el objetivo es estimular las fibras de contracción rápida, y no se emplean movimientos explosivos para ello (este aspecto será tratado con posterioridad), es obligado recurrir al entrenamiento de la fuerza máxima, el cual además genera en el gimnasta un nivel de rendimiento muscular básico, que permitirá que el progreso del entrenamiento de cara a conseguir una perfecta ejecución de los elementos de fuerza dinámica y estática en la competición, pueda ser realizado con garantías.

5.1.1.2. MÉTODOS DE ENTRENAMIENTO DE LA FUERZA MÁXIMA: APLICACIONES EN LA GIMNASIA AERÓBICA

Una vez identificada la importancia que el entrenamiento de la fuerza máxima tiene en la GA, el siguiente paso es determinar cómo debe ser ésta desarrollada, por lo que siempre hay que partir de dos cuestiones básicas, como son conocer las características del gimnasta (edad, experiencia, preferencias...) y el saber utilizar los recursos materiales que estén disponibles (máquinas, peso libre, número de mancuernas, discos, etc), puesto que ambos parámetros condicionarán la metodología a emplear.

Cómo se ha explicado anteriormente, el entrenamiento de la fuerza máxima supone el movilizar cargas muy elevadas, lo cuál puede provocar cierta hipertrofia muscular (aumento del volumen muscular) que repercutiría negativamente en el peso corporal del gimnasta y por lo tanto dificultaría la ejecución de los movimientos. Por ello, y dado que el gimnasta debe ser ligero para poder soportar y trasladar su cuerpo de la manera menos exigente posible, la mejora de la fuerza máxima debe lograrse a expensas de la estimulación nerviosa. Es decir, este tipo de entrenamientos en la GA no deben buscar el aumento de tamaño de la fibra muscular, sino que el sistema nervioso sea capaz de estimular un gran número de fibras con la mayor rapidez.

De entre los diferentes métodos de la fuerza máxima considerados útiles para lograr este objetivo, quizás el más recomendable dentro de la GA sea el *método de entrenamiento en pirámide* (Tabla 37). Esto es debido a que dada la juventud de los gimnastas y teniendo en cuenta su desarrollo muscular, sería beneficioso el variar las intensidades de trabajo (cargas), garantizando la evolución del peso corporal y el potencial muscular del deportista. Al mismo tiempo, este método es psicológicamente más gratificante. Un ejemplo de este tipo de entrenamiento puede ser el realizar 8 series, de distintas repeticiones incrementando la carga a movilizar (% de RM), siempre que se tenga dominio de la ejecución del ejercicio, como por ejemplo: 8 x 60 % + 7 x 65% + 6 x 70 % + 5 x 75% + 4 x 80% + 3 x 85% + 2 x 90 %, recuperando entre 2-3' y finalizando incluso con una serie de 6 x 70%.

% Carga	Repeticiones	Series	Recuperación	Velocidad de ejecución
60-100%	15-1	3-6	2-5 minutos	Rápida

Tabla 37. Ejemplo de entrenamiento de la fuerza máxima mediante el método piramidal

Sin embargo, la compleja organización de este método supone un problema debido a la imposibilidad de mantener la intensidad de entrenamiento adecuada (hay que cambiar el peso con mucha frecuencia), a menos que los recursos materiales y personales sean numerosos, por lo que teniendo en cuenta las condiciones de trabajo que seguramente puedan encontrarse en un club de gimnasia, obligan a desechar este método.

En base a esto, probablemente sea el *método de cargas medias* el que mejor se adecua a la realidad de la GA (Tabla 38). Este método es adecuado para aquellos gimnastas noveles o que no tienen gran experiencia en el manejo de sobrecargas, y provocan una ganancia de fuerza máxima notable.

% Carga	Repeticiones	Series	Recuperación	Velocidad de ejecución
75-85	8-4	3-5	90"-150"	Alta

Tabla 38. Ejemplo de entrenamiento de la fuerza máxima mediante el método de cargas medias.

En el caso de que los gimnastas respondan positivamente al entrenamiento de la fuerza máxima, a medida que vayan adquiriendo experiencia y progresando en el mismo, se puede optar por introducir un estímulo más exigente, por lo que pudiera ser interesante el plantear sesiones basadas en el *método de cargas submáximas*.

% Carga	Repeticiones	Series	Recuperación	Velocidad de ejecución
85-90	3-2	4-5	2-3 minutos	Máxima

Tabla 39. Ejemplo de entrenamiento de la fuerza máxima mediante el método de esfuerzos submáximos.

Una vez que el entrenador/a ha decidido desarrollar la fuerza máxima del gimnasta y ha elegido alguno de los métodos como los aquí presentados para ello, es necesario identificar dos aspectos básicos de este tipo de entrenamiento, cómo son el decidir qué tipo de ejercicios se deben emplear y a qué grupos musculares van dirigidos.

En relación al tipo de ejercicios considerados como ideales para desarrollar la fuerza máxima, no cabe duda que los movimientos realizados con "peso libre" (Imagen 43), son los más completos y generalmente los más utilizados, sobre todo en aquellas disciplinas dónde la fuerza muscular es un factor clave en el éxito competitivo. Atendiendo a las opiniones de todos aquellos que defienden la utilidad del entrenamiento de la fuerza máxima en las disciplinas gimnásticas, los ejercicios de peso libre que toda sesión debería incluir serían la *"sentadilla"*, el *"press banca"*, la *"cargada"* y la *"arrancada"*.

La realización de estos ejercicios supone que los gimnastas dominen la ejecución técnica de los mismos, por lo que es necesario el dedicar un tiempo al entrenamiento de esta habilidad, sobre todo en aquellos deportistas en formación. En relación a los grupos musculares que deberían ser entrenados, conviene destacar la importancia de que los ejercicios de fuerza máxima sean lo más completos posible (de ahí la utilidad de los ejercicios con peso libre), puesto que se garantiza un desarrollo muscular completo y equilibrado, ideal para todo gimnasta.

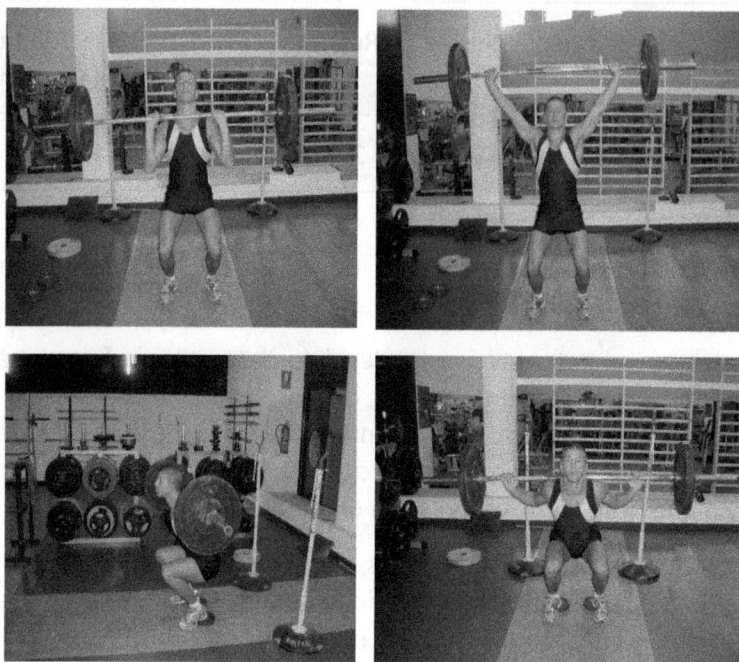

Imagen 43. Ejercicios con peso libre (cargada, arrancada, sentadilla)

Como propuesta alternativa, existe la posibilidad de realizar el trabajo en máquina (Imagen 44), si bien los músculos de menor tamaño apenas serían estimulados y es más que probable que los recursos materiales al alcance del entrenador no sean los suficientes.

Por último y tal y cómo se puede apreciar, es imprescindible el identificar el "1RM" del gimnasta para poder realizar este tipo de entrenamiento, existiendo varios métodos para que este indicador de la carga a vencer pueda ser calculado. De entre ellos, y partiendo de la base de que es probable que el gimnasta no esté familiarizado con el entrenamiento de fuerza máxima, quizás serie aconsejable emplear un método menos agresivo (a través del 10 RM) y más progresivo, como el que propone la *"Nacional & Strength Conditioning Association"* de Norteamérica, respetando los siguientes cuatro pasos:

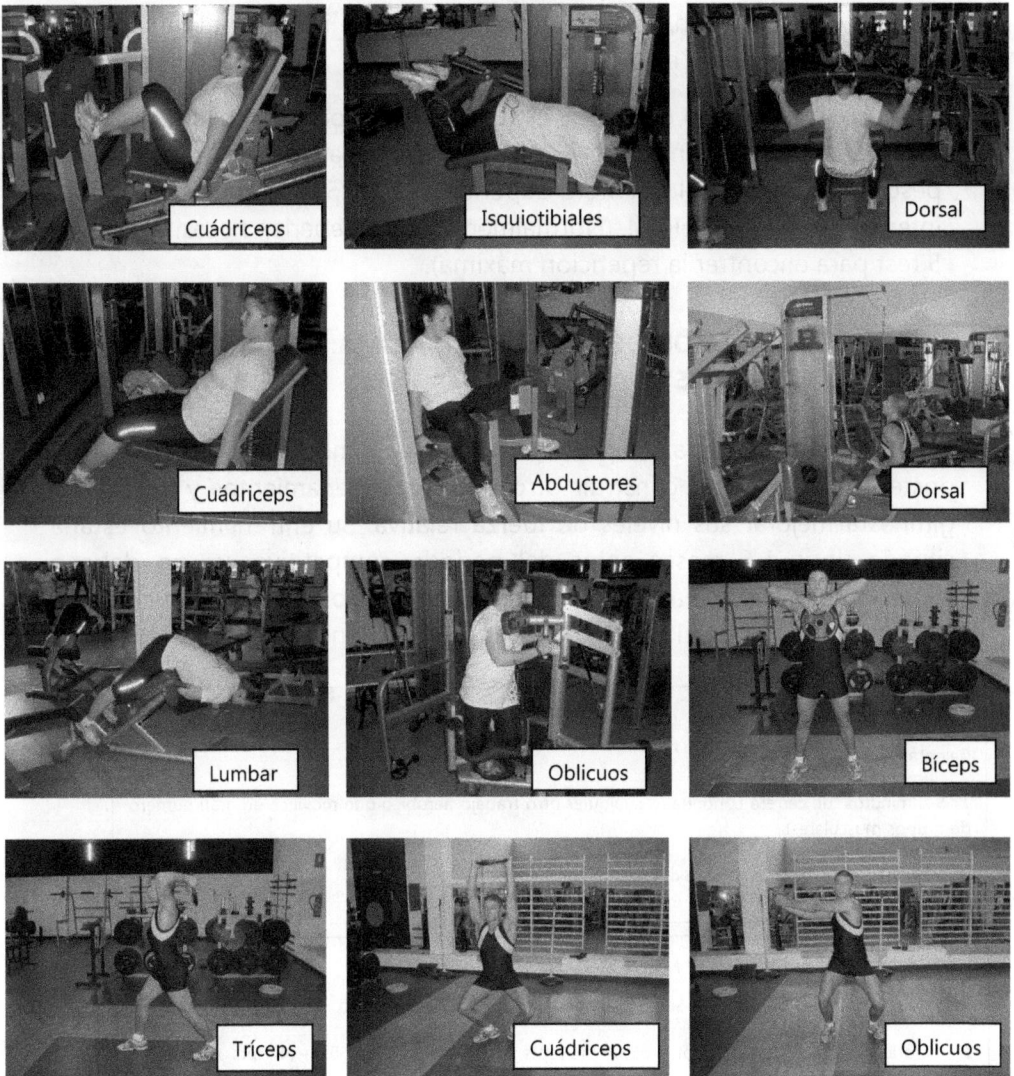

Imagen 44. Ejercicios de musculación en máquina y con peso libre.

1. Calentamiento movilizando una carga ligera (5-10 rpts), descansar 1'.

2. Estimar una carga que pueda ser movilizada sin problema (3-5 rpts), añadiendo 4-9 kg/5-10% del peso corporal para el miembro superior, 14-18kg/10-20% del peso corporal para el m. inferior.

113

3. Tras descansar 2'-4', se repite la operación. Si todavía es capaz de hacer más de una repetición, se descansa lo mismo y se incrementa de nuevo el peso, hasta encontrar el RM.

4. Si una vez repetido el paso 2, el atleta no es capaz de movilizar la carga establecida, se descansan 2'-4', y se reduce la carga, 2-4 kg/2.5-5% del peso corporal para el miembro superior, 7-9 kg/5-10% para el miembro inferior, hasta lograr el RM. (Normalmente no se deberían necesitar más de 5 test para encontrar la repetición máxima).

5.1.1.3. PLANIFICACIÓN DE LA FUERZA MÁXIMA: ORGANIZACIÓN DE LAS SESIONES

La fuerza máxima proporciona una base importante sobre la que posteriormente poder construir otro tipo de entrenamientos y permite al gimnasta mejorar sus niveles de fuerza relativa. Su entrenamiento estaría situado unos 4-5 meses antes del período competitivo, y no debería superar las 6-8 semanas, planteándose 2 ó 3 sesiones (como mucho) por semana, intercalando al menos dos días entre sesiones.

Primer día

Calentamiento

1º 5-8 minutos de carrera continua (o cualquier otro trabajo aeróbico que movilice un gran número de grupos musculares).

2º Movilidad articular dinámica (en desplazamiento).

Parte principal

Realizar ejercicios de aplicación: ½ Sentadilla y pectoral de la siguiente forma.

1º Pectoral. (8 repts x 60%) + (7 repts x 65%) + (6 repts x 70%) + (5 repts x 75%)+ (4 repts x 80%) . Recuperación entre series 90'''-150'''.

2º Descanso de 4-5 minutos (recuperación activa, haciendo abdominales, movilidad articular, etc).

3º Trabajo antagonista. Fortalecimiento de musculatura isquiotibial en máquina y musculatura dorsal en posición horizontal (4-5 series de 8-10 repeticiones que los gimnastas manejen cómodos).

4º Sentadilla, repitiendo la secuencia planteada para pectoral.

Parte final
Realizar 6-8 progresiones sobre 40-60 m (aconsejable superficie blanda), y realizar posteriormente 10-15' de estiramientos.

Segundo día
Se repite la misma secuencia del primer día, aplicando diferentes ejercicios en la parte principal, como por ejemplo:
1º Cargada (trabajo de tren inferior y cinturón abdominal)
2º Trabajo antagonista. Fortalecimiento de musculatura isquiotibial con barra y "pull over".
3º Pectoral con barra libre ("press banca").

5.1.2. TRANSFORMACIÓN DE LA FUERZA MÁXIMA: LA POTENCIA

Toda planificación del entrenamiento en la GA debe tener como objetivo final lograr que los elementos competitivos sean realizados eficaz y económicamente, para lo que hay que diseñar todo un proceso de adaptación y progresión, con el fin de proporcionar una base al gimnasta a partir de la cuál evolucionar hacia entrenamientos más específicos. Por este motivo, la ganancia de fuerza máxima debe ir siendo transformada hacia otras manifestaciones de esta capacidad que estén presentes en las coreografías a desarrollar en los campeonatos y competiciones señaladas como fundamentales en el calendario deportivo.

Una vez lograda la ganancia de fuerza merced a la estimulación nerviosa, es necesario que el gimnasta pueda aplicarla eficientemente y con la velocidad adecuada, aproximándose al gesto competitivo. Para lograr este objetivo es imprescindible el entrenamiento de la fuerza dinámica (para algunos autores "veloz", para otros "rápida"), que precede al periodo de fuerza máxima.

5.1.2.1. MÉTODOS DE ENTRENAMIENTO DE LA FUERZA DINÁMICA: APLICACIONES EN LA GIMNASIA AERÓBICA

En este segundo periodo de entrenamiento de la fuerza, el objetivo sigue siendo estimular las fibras de contracción rápida, por lo que se sigue necesitando el movilizar cargas elevadas. Sin embargo, como el propósito final es ir acercándose progresivamente al modelo de movimiento que el gimnasta debe realizar durante la competición, el entrenamiento debe plantear una alta velocidad de ejecución en las repeticiones de los ejercicios programados, así como un amplio periodo de recuperación entre las series, para que la intensidad y la rapidez del movimiento puedan ser las adecuadas. Bajo estas pautas orientativas, parece útil el empleo del *método de esfuerzos dinámicos*, que permite una mejora del binomio "nivel de fuerza conseguido, tiempo necesario para ser manifestado" mediante la movilización de cargas medias (Tabla 40).

% Carga	Repeticiones	Series	Recuperación	Velocidad de ejecución
30-70%	15-10	4-8	2-4 minutos	Máxima

Tabla 40. Ejemplo de entrenamiento de la fuerza dinámica, a través del método de esfuerzos dinámicos.

En esta fase de la temporada puede ser útil también el adaptar modelos de entrenamiento de otras disciplinas similares, como por ejemplo la Gimnasia Rítmica. En este deporte, la fuerza dinámica se desarrolla en el periodo denominado de fuerza especial y muchos de los ejercicios planteados son susceptibles de ser adaptados a la GA, tal y como se puede apreciar en la siguiente tabla.

Carga	Dosificación	Series	Recuperación	Velocidad de ejecución
Autocargas Elásticos Chalecos Tobilleras	10 ejercicios Repeticiones: 12-15 Tiempo: 15"	3-5	2-4 minutos	Media-Alta

Tabla 41. Adaptación de entrenamiento de la fuerza dinámica a partir de la gimnasia rítmica.

5.1.2.2. PLANIFICACIÓN DE LA FUERZA DINÁMICA: ORGANIZACIÓN DE LAS SESIONES

Las sesiones de fuerza dinámica se situarían dos meses antes del periodo competitivo, con una frecuencia de 3 días por semana, intercalando dos días de descanso entre las mismas. Atendiendo al calendario típico de la GA, quizás con seis semanas de entrenamiento de esta manifestación sería suficiente, teniendo en cuenta además que durante este periodo también se pueden incluir sesiones de fuerza explosiva, que se irían solapando y adquiriendo una mayor presencia a medida que la temporada avanzase. A continuación se presenta un modelo de sesión en el que se incluiría un trabajo de fuerza dinámica, empleando máquinas de musculación.

Objetivo: Desarrollo fuerza-velocidad en gimnasio para la musculatura implicada en ejercicios de gimnasia aeróbica.

Ubicación: Durante la fase del periodo preparatorio específico y/o previo (un mes) a la competición.

Duración: 1 hora 15 minutos.

Tipología de los ejercicios: Estimulación de músculos principales: Pectoral, deltoides, gemelos, cuadriceps; músculos complementarios: tríceps y abductores y músculos auxiliares: abdominal.

El porcentaje de la carga se situará entre el 50% y 70% de 1RM.

Diseño de la sesión

Se realiza un circuito alternando el trabajo de miembro inferior y miembro superior intercalando como recuperación activa ejercicios para el grupo abdominal y carrera continua con la carga siguiente:

Series: 3; Repeticiones: 12; Carga: 70%, 60% y 50% de nuestro 1RM.   Recuperación: Activa (3')

-3 series de 12 repeticiones a la máxima velocidad de ejecución con una carga decreciente del 70%, 60% y 50% con una recuperación activa de 3 minutos. En la recuperación, se realizarán dos ejercicios: un trabajo abdominal que dividido en tres tipos: recto inferior, recto superior y transverso; y un trabajo de carrera continua para mantener el ritmo cardíaco. El número de repeticiones para el grupo abdominal será de 2 series de 30 abdominales para el trabajo de recto y dos series de 20" para el trabajo de tranverso (trabajo isométrico).

Ejemplo

Grupo muscular: Cuádriceps   Ejercicio: "Press horizontal"

Realización: 1º- 1 serie de 12 repeticiones al 70% (Recuperación con trabajo de recto superior)

2º-1 serie de 12 repeticiones al 60%   (Recuperación carrera continua)

3º-1 serie de 12 repeticiones al 50%

Esta sesión podría durar una hora, y estar perfectamente situada tras la realización de un trabajo de perfeccionamiento técnico y gestual. Para ello, se comienza con un calentamiento eminentemente muscular, como el previamente descrito, para a continuación realizar un circuito. Finaliza la sesión respetando la misma estructura basada en la realización de progresiones y estiramientos.

Con este tipo de sesiones no se fomentan las capacidades de coordinación, el equilibrio, el ritmo del movimiento etc. Sin embargo, el planteamiento de los ejercicios si ayuda a la realización de los movimientos en la dirección requerida, las cargas deseadas y localización de los grupos musculares específicos. Por lo tanto se puede considerar el trabajo con máquina como un complemento al trabajo con peso libre comentado con anterioridad y sobre todo en los inicios, tanto en la práctica deportiva como de distintas temporadas y como no, en recuperación de lesiones puntuales.

5.1.3. EL ENTRENAMIENTO ESPECÍFICO DE LA FUERZA EN LA GIMNASIA AERÓBICA: LA PLIOMETRÍA

Continuando con el objetivo de estimular las fibras rápidas mediante ejercicios que exijan el mismo régimen e intensidad de contracción muscular que debe manifestarse durante la competición, es fundamental un adecuado desarrollo de la fuerza explosiva. Puesto que durante la ejecución de un movimiento muy rápido (buscando el mayor desarrollo de fuerza en el menor tiempo posible), se reclutan directamente las fibras rápidas (no hay reclutamiento progresivo), es en esta fase cuando se deben emplear métodos de fuerza que planteen la movilización de cargas cuya magnitud permita obtener velocidades iguales o cercanas al gesto deportivo. Cuando esto ocurre, se produce un aumento en la frecuencia de estimulación nerviosa, lo que a su vez provoca que las Fibras tipo II generen su fuerza máxima mucho antes (trabajo explosivo).

Por todo ello, el trabajo de la fuerza explosiva puede realizarse en base al empleo de la *pliometría* (aprovechando la energía elástica que acumula el músculo cuando es previamente estirado). Dicho de otro modo, si se aprovecha la rápida transición entre el régimen de contracción muscular excéntrico y concéntrico, se incide sobre los factores de estiramiento muscular y se consigue un mayor incremento de la fuerza explosiva. Esta manifestación es por tanto fundamental en la GA, debido por un lado a la elevada ganancia de fuerza que supone, y por otro a la gran similitud que los ejercicios para su desarrollo presentan con los propios elementos que deben ser realizados en las rutinas de la GA (saltos repetidos, aterrizaje a "Push-up", etc.).

5.1.3.1. PLANIFICACIÓN DE LA FUERZA EXPLOSIVA: FACTORES A TENER EN CUENTA.

Como es sabido, los entrenamientos pliométricos pueden ser potencialmente lesivos, sobre todo sino se dosifican adecuadamente tanto el volumen como la intensidad de los ejercicios a realizar. Por ello, para trabajar la fuerza explosiva mediante la pliometría en la GA, se presentan las siguientes recomendaciones:

Con deportistas formados se pueden proponer entre 7-10 series de 8-12rpts, con recuperación completa (5'-10').

En jóvenes, el n° de saltos por semana (dos sesiones recomendadas) no debe supera 80-100, en gimnastas familiarizados se pueden realizar entre 120-450.

Aconsejable una frecuencia de 2-3 sesiones/semana (no más de 4-5 semanas seguidas).

La pliometría deben realizarse al inicio del entrenamiento (frescura), y no se debe combinar con el trabajo de velocidad o de técnica dado que el sistema nervioso se ve muy solicitado.

Incluir en estiramientos descomprensión de discos vertebrales (proponer ejercicios de estiramiento en las espalderas).

Conviene mencionar que en la GA, hay que distinguir la *pliometría específica* que conlleva la realización de los elementos técnicos propios de la modalidad, y que siempre está presente como contenido de entrenamiento en las sesiones de perfeccionamiento técnicas a lo largo de la temporada y la *pliometría genérica*, a la que se dedica este apartado. También es importante analizar el tipo de obstáculos y la altura de los mismos cuándo se trata de potenciar la fuerza explosiva del miembro inferior. Así, para trabajar de un modo pliométrico con el gimnasta, se pueden plantear saltos verticales libres de obstáculo y saltos superando obstáculos. En este caso, la altura de los mismos puede oscilar entre 60 cm-1 m. A modo de ejemplo, un trabajo pliométrico con saltos verticales podría basarse en recorrer una distancia de 20 metros (superficie similar a la competitiva), respetando la siguiente organización:

1º Salto a pies juntos bloqueando rodillas (movilización de tobillos). Separación de pies a la altura de la cadera. Variaciones combinando direcciones y giros (adelante, atrás, lateral).

2º Idem, con una sóla pierna.

Como modo de alcanzar una correcta prescripción del entrenamiento, convendría el realizar entre 12-20 apoyos, organizando 2 series de cada ejercicio (descanso entre ellas la vuelta caminando), hasta un total de 12 series. Cada 2 series, se propone el realizar ejercicios de tonificación de la musculatura abdominal (2-3ejercicios de 18-20 rpts). Con el objetivo de dosificar la recuperación del miembro inferior.

En lo referente al miembro superior, la pliometría suele trabajarse con multilanzamientos, empleando para ello balones medicinales (2-5 kg), y proponiendo circuitos de 10-12 estaciones en los que cada ejercicio se realice entre 10-20 veces con una alta velocidad de ejecución. Se pueden realizar 2-3 vueltas, con recuperaciones amplias (3'-5'). Cuando el gimnasta está plenamente formado, en el periodo precompetitivo se pueden programar circuitos de alta intensidad pliométrica para el miembro superior, integrando en los mismos ejercicios muy similares a los gestos competitivos. De este modo se puede plantear un circuito de entre 12-15 estaciones, realizando entre 10-12 repeticiones sin descanso entre los ejercicios propuestos. Es de esperar que el gimnasta soporte sin problemas la realización de 2-3 series, descansando hasta 5 minutos entre las mismas. El tipo de ejercicios aconsejados, así como su organización, bien pudieran respetar la siguiente propuesta.

---

1. Flexión de brazos en suelo con fase de vuelo (con o sin palmada).
2. Salto a pies juntos desde parado, agrupar rodillas en fase de vuelo, recepción y caída suave a "Push-up".
3. Realizar el primer ejercicio, ampliando la separación entre brazos.
4. Trabajo abdominal.

---

5. Flexión de brazos, apoyando cada mano sobre una superficie elevada, aunque de pequeña altura (20-30 cm), como una cabeza de plinton, un banco sueco, etc.

6. Elevar rodillas, apoyando de metatarso en el impulso (skipping).

7. Repetir el ejercicio 5, ampliando la separación entre brazos.

8. De pie, realizar giros de tronco fijando la cadera, agarrando un balón medicinal (3-5 kg), con los brazos extendidos a la altura del pecho (oblicuos).

9. Realizar flexiones de brazos, con fase de vuelo, apoyando los pies en banco sueco o espalderas (buscando plano inclinado).

10. De pie, realizar saltos elevando y extendiendo piernas alternativamente (tijeras).

11. Apoyar rodillas en una superficie elevada, realizar flexión de brazos con rebote.

12. Saltos a pies juntos con una cuerda.

13. Tumbado boca arriba y agarrando un balón medicinal (3-5 kg), se flexionan los brazos y se lanza el balón verticalmente mediante una brusca extensión de los mismos, de manera repetida y continuada.

Todos estos tipos de entrenamientos, dirigidos a mejorar la explosividad del gimnasta, se situarían en el período precompetitivo, unas 3 semanas antes de la competición, realizando 2-3 sesiones a la semana en que la pliometría se convertiría en el medio fundamental para su desarrollo.

5.1.4. LA FUERZA ESTÁTICA EN LA GA: EL ENTRENAMIENTO ISOMÉTRICO

Tal y cómo se comentó con anterioridad, el reglamento de la GA obliga el incluir elementos de fuerza estática en la rutina de competición, la mayoría de los cuales requieren un gran desempeño muscular isométrico, sobre todo a nivel de la musculatura del tronco y brazos. Por ello, la repetición y el perfeccionamiento técnico de dichos elementos deben estar presentes durante prácticamente toda la temporada. Esto supone que, al contraría de lo que sucedía con el resto de manifestaciones de la fuerza, no sea necesario el plantear sesiones específicas de isometría, sino que parece más recomendable el introducir ejercicios de fuerza isométrica en todos los periodos de entrenamiento. Así por ejemplo el dedicar 10-15 minutos del calentamiento al desarrollo de la fuerza isométrica podría ser una estrategia perfectamente válida.

Para realizar una correcta progresión en el entrenamiento isométrico del gimnasta, es necesario partir de aquella posición que más similitud tenga con el elemento técnico a realizar (o incluso idéntica si el nivel del gimnasta lo permite), y cronometrar el tiempo en el que ésta se puede mantener. A partir de ahí, la realización de unas 5 series al 85% del tiempo de sustentación máximo, con un descanso de 90" entre las mismas, puede ser un modo de dosificar la carga de entrenamiento isométrico asequible y eficaz, sobre todo para aquellos gimnastas en formación.

Cuándo el nivel del gimnasta lo permita, se pueden plantear 10 series de 5" de duración, alternadas con pequeños descansos (10"), con el fin de lograr un mayor control del gesto técnico a realizar, el cuál se puede considerar como dominado cuándo el gimnasta es capaz de mantener la posición unos 30". Para el aprendizaje y posterior dominio de los elementos de fuerza estática, el entrenamiento isométrico se presenta como el medio fundamental. Para ello, ha de partirse de situaciones facilitadas, para, a medida que el gimnasta las domine, ir evolucionando hacia la realización del elemento tal y cómo se ejecuta en competición. Así, por ejemplo, para dominar el elemento "Wenson", se requiere primeramente un buen nivel de fuerza, que permita realizar flexiones en el suelo con suficiencia. A partir de aquí, se puede ir buscando la posición del elemento, liberando una pierna, bien sea en el aire, bien sea en apoyo de un banco o con compañero. Por supuesto, para lograr la ejecución completa y correcta, se necesita además un gran nivel de flexibilidad en el miembro inferior y de movilidad articular a nivel de la cadera. Por ello, la progresión clásica para alcanzar dicho elemento, puede resumirse en:

- Desarrollo de la flexibilidad del miembro inferior: Split/Sapo.
- Patadas frontales, alcanzando la vertical.
- Posición de push-up, liberando pierna
- Posición de push-up, apoyando pierna sobre brazo correspondiente, logrando mantener la posición al menos durante 2".

Del mismo modo, también se puede plantear la siguiente progresión para otros elementos que demandan una posición isométrica de gran exigencia, como por ejemplo el "Straddle". Para ello, siempre hay que buscar una apertura mínima de 90° y respetar la posición de "escuadra" en todo momento.

- Colocación de manos, elevación de cadera.

- Idéntica posición, apoyando piernas en banco.

- Idéntica posición, un compañero sujeta ambos pie.

- Liberación progresiva del apoyo del compañero

- Realizar elemento completo, sin ayuda, respetando hiperextensión de tobillos (puntas). Mantener posición al menos durante 2".

5.1.5. LA FUERZA-RESISTENCIA: PUNTO DE PARTIDA DEL ENTRENAMIENTO DEL GIMNASTA

Esta manifestación de la fuerza, si bien no guarda una relación directa con la estructura de los elementos que se realizan en la competición, es de obligado desarrollo al inicio de la temporada, como modo de introducir al gimnasta de nuevo en la rutina de entrenamiento y de lograr un acondicionamiento físico general, sobre el cuál edificar la preparación específica y competitiva.

A este respecto, los circuitos de fuerza-resistencia basados en la ejecución de ejercicios calisténicos suponen una solución muy acertada, tanto por la solicitación muscular general que implican, como por la base condicional que aportan para la realización de los elementos típicos de la GA.

A modo orientativo, la dosificación inicial de este tipo de circuitos (figura 7), podría basarse en realizar 8-12 ejercicios, mediante 10-12 repeticiones, realizando 2-3 series, con un descanso de 3'-5' entre las mismas. En la GA es especialmente importante un buen desarrollo de la musculatura estabilizadora de la cadera y columna vertebral que facilite la posterior ejecución de los elementos técnicos de fuerza con garantía, por lo que es fundamental que estos circuitos integren ejercicios para la musculatura abdominal y lumbar, así como para los flexores y extensores de la cadera.

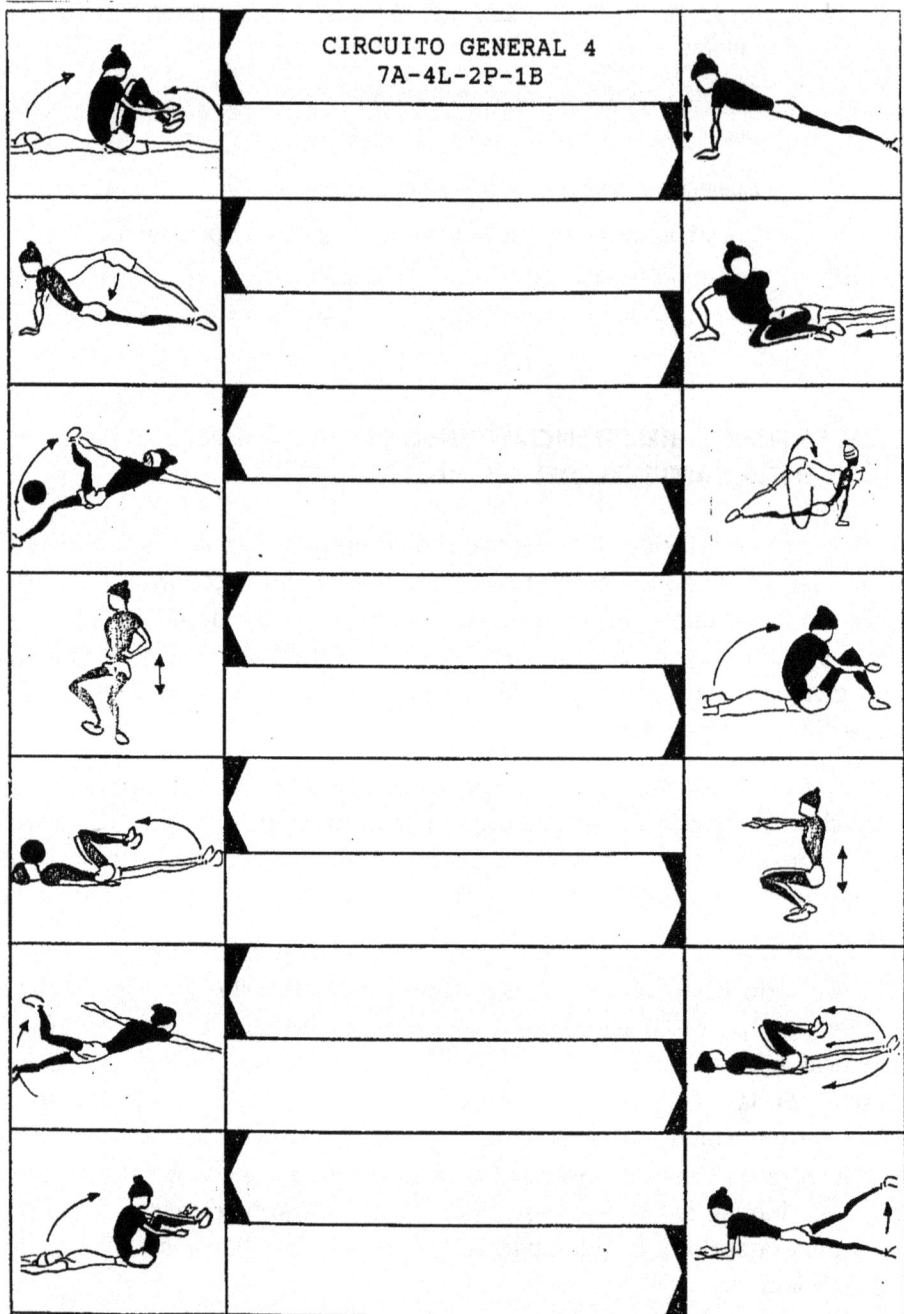

Figura 9. Ejercicios de acondicionamiento general (Abdominales, Lumbares, Piernas y Brazos) adaptados para el desarrollo de fuerza-resistencia.

5.1.6. EL ENTRENAMIENTO DE LA FUERZA EN EL JOVEN GIMNASTA

Como se ha ido comentando, la fuerza es una capacidad fundamental en la GA, por lo que debe ser desarrollada desde el inicio de la vida deportiva del gimnasta. A este respecto, conviene remarcar la necesidad de respetar ciertas pautas básicas y hacer caso omiso a ciertos mitos que tradicionalmente han sido relacionados con el entrenamiento de la fuerza en los jóvenes deportistas. En principio, es importante tener en cuenta que en disciplinas similares como la Gimnasia Rítmica, se ha confirmado un retraso en la maduración y desarrollo de las gimnastas, debido a la excesiva carga de entrenamiento que soporta su aparato locomotor (aún en formación). Por ello, hay que ser siempre muy precavido a la hora de manejar las sobrecargas más adecuadas a emplear en el entrenamiento de la fuerza.

Es sabido que la fuerza en los niños no mejora en base a parámetros hormonales (los niveles de testosterona no son significativos hasta la adolescencia), sino que lo hace en función del incremento en la estimulación neuromuscular. En base a esto, el objetivo fundamental debe ser doble, primeramente los jóvenes gimnastas deben alcanzar una correcta ejecución técnica de los ejercicios fundamentales de fuerza máxima. Esto debe hacerse mediante la repetición (sin cargas) del movimiento a realizar, para lo que se aconseja el empleo de una pica o elemento similar. Por otro lado, debe comenzarse la iniciación hacia la realización de los gestos deportivos, por lo que es apropiado el proponer ejercicios isométricos que sirvan como progresión hacia el elemento fundamental a realizar en la competición. Este tipo de ejercicios no debería plantear problemas, dado que la magnitud de la resistencia a vencer vendrá determinada únicamente por el peso del gimnasta. A continuación se presentan algunas pautas básicas a respetar cuándo se persigue la mejora de la fuerza en jóvenes deportistas.

Trabajo con máquinas:

Se propone seleccionar entre 6-12 ejercicios básicos para los grandes grupos musculares con una carga que pueda ser levantada 10-15 veces. La velocidad de ejecución debe ser tal que cada repetición dure entre 3-4", completándose un total de 45-60" de trabajo por cada ejercicio, siempre realizado con gran amplitud de movimiento. Se pueden programar entre 1-

2 series, con recuperaciones amplias (5'). A modo de progresión, la carga puede ser incrementada en 1-2,5 kg y entrenar entre de 1 a 3 días no consecutivos por semana. Por último, es imprescindible que el entrenamiento sea supervisado por un profesional del ejercicio físico y que las máquinas estén adaptadas al tamaño corporal.

Como medios de entrenamiento para la fase de pubescencia, se pueden proponer los siguientes:

Entrenamiento General:

- Ejercicios de carga natural (propio peso corporal)
- Gimnasia con aparatos (barra fija, mini paralelas, cuerda)
- Circuito training
- Multilanzamientos
- Enseñanza de los ejercicios de pesas:
- Tirón al pecho
- Cargada
- Media sentadilla
- Press de banca

Fuerza Especial

- Ejercicios de autorcargas (flexiones, triceps, saltos..)
- Iniciación a elementos isométricos

Los medios a elegir cuándo en la adolescencia, pueden ser:

Preparación General:

- Ejercicios de carga natural (peso corporal, elásticos, etc)
- Gimnasia con aparatos (barra fija, paralelas, cuerda)

- Circuit training

- Multilanzamientos

- Multisaltos

- Juegos / Elementos de acrobacia

Fuerza General

- Tirones al pecho / Cargada / Arrancada

- Sentadilla nuca / Sentadilla delante / Step / Mediasentadilla

- Mediasentadilla salto

- Press de banca / (Pull-over)

Fuerza Especial   (Asociada a los elementos)

- Autocargas modificadas (flexiones inclinadas, triceps en banco, multisaltos de medio impacto, pliometría miembro superior...)

- Perfeccionamiento de elementos isométricos

A pesar de la gran cantidad de información que existe hoy en día sobre las posibilidades del entrenamiento de la fuerza en los jóvenes deportistas, es posible encontrarse con gimnastas que siguen respetando las pautas de un método de entrenamiento más tradicional. Así algunas entrenadoras abogan por un entrenamiento de la fuerza muscular basado principalmente en ejercicios calisténicos hasta que el gimnasta alcance la categoría Junior, momento en el cuál puede tener un primer contacto con los ejercicios de sobrecarga, para posteriormente introducirlos como contenido de entrenamiento fundamental en la etapa de Senior.

Por último, si es posible que para intensificar la carga que suponen los ejercicios calisténicos, se prevea el empleo de algún tipo de lastre al objeto de mejorar el rendimiento muscular de brazos y piernas,(Tabla 42).

Categoría	Lastre Brazos	Lastre Piernas
Alevines	250 gramos	250 gramos
Infantiles	500 gramos	500 gramos
Junior	1.000 gramos	500 gramos

Tabla 42. Carga lastrada a emplear en función de la categoría en gimnasia aeróbica.

5.2. LA RESISTENCIA EN LA GIMNASIA AERÓBICA: ASPECTOS BÁSICOS Y CONSIDERACIONES PARA SU ENTRENAMIENTO.

El desarrollo de la resistencia en la GA parte de la premisa fundamental de que el gimnasta debe estar preparado para evitar, retrasar y soportar la aparición de la fatiga que conlleva la realización de movimientos de gran intensidad, sincronizados con un ritmo musical de alto impacto, y realizados en un tiempo en torno a 1'45", sin pausas.

Aunque la información sobre el perfil condicional del gimnasta aeróbico es escasa, los datos extraídos de los pocos estudios existentes al respecto, junto con los resultados de diferentes pruebas de laboratorio realizadas a deportistas de modalidades similares, permiten detectar la necesidad de que el gimnasta deba adquirir niveles adecuados de potencia aeróbica, así como ser capaz de evitar o tolerar la acumulación de elevados niveles de lactato.

En principio hay razones para pensar que el gasto calórico en la GA puede estar situado entre las 4.5 y las 7.5 Kilocalorías/minuto, lo que ratifica la intensidad del esfuerzo a emplear en esta modalidad deportiva. Por otro lado, y de acuerdo con los parámetros registrados en gimnastas de otras disciplinas, los valores de consumo máximo de oxígeno, bien podrían rondar los 50 mililitros por kilogramo de peso y minuto de actividad, si bien se necesitarían más estudios que confirmasen dicha cifra.

En lo que al perfil metabólico específico del gimnasta se refiere, parece que justo al finalizar la ejecución de la rutina competitiva se pueden llegar a acumular casi 4.5 milimoles de ácido láctico por litro de sangre, valores que pueden ascender a 7 milimoles a los 3 minutos tras la realización de la misma. Por otro lado, los valores de frecuencia cardiaca (F.C.) máximos pueden estar entre las 170 pulsaciones por minuto (p/m) en los hombres y 178 p/m en las mujeres.

Estos valores, pese a no ser tan altos como los de otras disciplinas deportivas, se pueden considerar como elevados y ponen de manifiesto que la ejecución del gimnasta es máximo por momentos, pero no de manera continuada. Por ello, parece claro que hay una intervención del metabolismo anaeróbico "fraccionada", es decir que se alternan movimientos de gran exigencia e intensidad (saltos a "Push-up") con otros de menor impacto (desplazamientos).

Partiendo de esta idea, parece claro determinar desde el punto de vista del entrenamiento de la resistencia, que la GA es una disciplina de gran exigencia anaeróbica, debido a los esfuerzos cortos e intensos que se repiten a lo largo de la rutina de competiciones, dependiendo el abastecimiento de energía muscular de la concentración de fosfágenos y de la eficacia de la glucólisis anaeróbica. Sin embargo, y atendiendo a la lógica del entrenamiento deportivo, todo gimnasta deberá poseer una base funcional aeróbica que le permita alcanzar un mejor rendimiento competitivo.

5.2.1. PLANIFICACIÓN, ORGANIZACIÓN Y CONTENIDOS DE LAS SESIONES DE RESISTENCIA EN LA GIMNASIA AERÓBICA

Para planificar el entrenamiento de la resistencia anaeróbica en la GA es necesario hacer un trabajo progresivo de aproximación a esta capacidad física, para lo cuál, y siempre siguiendo un modelo de planificación clásica, se proponen los siguientes pasos.

5.2.1.1. ENTRENAMIENTO DE LA POTENCIA AERÓBICA

Como se ha comentado anteriormente, el gimnasta debe tener una base condicional que le permita mantener un nivel de rendimiento adecuado a lo largo de la temporada, por lo que su metabolismo aeróbico debe poseer cierta eficacia. Bajo esta idea, surge la necesidad de entrenar la potencia aeróbica durante los primeros meses de la temporada principalmente, si bien su desarrollo y mantenimiento debe estar siempre presente (por ejemplo en el calentamiento).

La duración de los esfuerzos aeróbicos propuestos deben estar en torno a los 20-25′ y la intensidad de los mismos entre 120-140 p/m. Aunque tradicionalmente el entrenamiento de la resistencia aeróbica (tanto de la capacidad como de la potencia) se basa principalmente en realizar carreras continuas o fraccionadas a distintas intensidades, es muy probable que el gimnasta no se sienta atraído por este tipo de tareas, por lo que se deben buscar estímulos alternativos. A este respecto, un trabajo de movilidad articular dinámica, en el que haya que combinar trayectos (trote suave) de ida y vuelta de 20 metros de largo intercalando distintos movimientos (elevación de rodillas, lanzamientos de brazos, torsión de tronco, etc) pueden ser un estímulo aeróbico adecuado a la vez que hace funciones de calentamiento.

Por otra parte y siempre que el nivel de coordinación y ejecución técnica de los gimnastas lo permita, se pueden programar juegos ("brilé") o deportes colectivos (fútbol, voleibol) en los que haya una participación activa y se alcance un nivel de pulsaciones adecuado. Esta sin duda es una alternativa de gran aceptación y muy aconsejable, siempre que los gimnastas se involucren y se muestren motivados de cara a su práctica.

En definitiva, y como es previsible, el entrenamiento aeróbico predomina en las primeras semanas de la temporada, para luego ir cediendo protagonismo a otras manifestaciones. De todos modos, el estímulo aeróbico debe estar siempre presente, a lo largo de todo el periodo de entrenamiento.

5.2.1.2. ENTRENAMIENTO DE LA RESISTENCIA ANAERÓBICA

A medida que la temporada va avanzando, se deben ir introduciendo contenidos de entrenamiento destinados a estimular la resistencia aláctica del gimnasta, como paso previo al entrenamiento específico de la GA. Por ello, hacia el tercer mes del periodo general se pueden ir programando 2-3 sesiones a la semana entre cuyos objetivos esté el desarrollo del metabolismo aláctico. De este modo es aconsejable el plantear circuitos de 10-12 estaciones, en los que haya que realizar ejercicios específicamente concebidos para estimular aquellos músculos que principalmente se ven involucrados en la competición.

Cada ejercicio se debe realizar entre 10-12 veces, incrementado 2 rpts cada semana como modo básico de progresión. Por supuesto, hay que incidir en la fuerza y en el control postural. Parece adecuado el realizar entre

2-3 series con un descanso en torno a los 3-5' y estableciendo un intervalo de 48 horas entre sesiones de este tipo.

A medida que el nivel del gimnasta avanza, también lo hace el dominio de cada ejercicio, por lo que se debe tratar de que éstos sean variados y que siempre "exijan" un nivel de esfuerzo adecuado a quién lo realiza. A este respecto se aconseja que en cuánto el gimnasta sea capaz de realizar más de 20 repeticiones de un ejercicio, la dificultad del mismo deberá ser incrementada (por ejemplo pasar de flexiones en suelo a flexiones en banco). Así, un circuito tipo podría ser el expuesto en la figura 10.

Finalmente, y teniendo en cuenta la alta intensidad y corta duración de las rutinas de competición, se hace imprescindible incidir en el desarrollo de la potencia anaeróbica láctica, la cual debe ser un contenido principal del periodo específico de entrenamiento. Por ello, hacia el cuarto mes de la temporada se pueden comenzar a introducir contenidos de estimulación "láctica" para que sean intercalados con otras tareas a lo largo de la sesiones.

Llegados a este punto es necesario comprender que el objetivo del entrenamiento debe ser el de mejorar la capacidad tampón y amortiguadora de la musculatura, por lo que el trabajo de resistencia debe ser principalmente "local", empleando para ello protocolos de entrenamiento que incrementen el nivel de fatiga específica que el músculo pueda soportar.

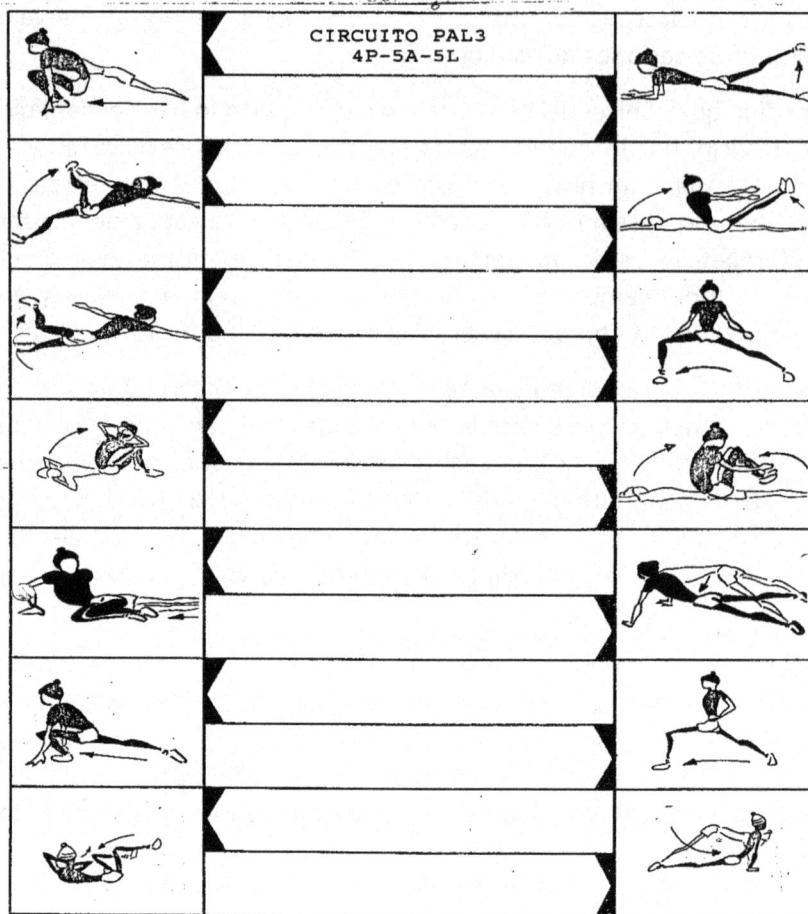

Figura 10. Ejercicios de acondicionamiento general (Piernas, Abdominales, Lumbares) adaptados a la resistencia aláctica.

Atendiendo a los principios de especificidad y progresión de la carga, parece un recurso interesante el proponer la realización de circuitos que incluyan ejercicios calisténicos propios de la competición (skipping, saltos "tijera", flexiones...) y que sean ejecutados a máxima intensidad durante 30". Para mantener niveles de intensidad elevados, los ejercicios pueden ser realizados sin descanso entre ellos (se debe prestar especial atención a la organización de los mismos, alternando grupos musculares en cada estación), pero con amplias recuperaciones entre las 2-3 series que normalmente se programan (5'). Cuándo el nivel del gimnasta lo permite se puede plantear el realizar hasta 5 series, tratando además de que el orden de los ejercicios respete la secuencia coreográfica a ejecutar en competición, tal y cómo se muestra en el siguiente ejemplo.

Objetivo: Desarrollo de la resistencia específica de carácter anaeróbico-láctico.

Ubicación: Durante la fase del periodo preparatorio específico y/o previo (un mes) a la competición.

Duración: 70minutos.

Tipología de los ejercicios: Ejercicios calisténicos, presentes en la competición.

Diseño de la sesión: La fase principal de la sesión plantea ejercicios similares a algunos de los elementos que se ejecutan durante las competiciones de gimnasia aeróbica, organizados a modo de circuito. Previamente, durante el calentamiento, se introduce una dosis de recuerdo de la potencia aeróbica y ejercicios para el mantenimiento de la flexibilidad.

Calentamiento (25')

Movilidad articular (2-3')

Estimulación cardiovascular. Juego de los 10 pases (10')

Estiramientos (4-5')

Lanzamientos miembro inferior (2-3')

      Calentamiento específico.. Pasos básicos: marcha, talón, rodillas, patada baja, patada alta, salto piernas abiertas. (3-5')

Circuito Potencia Anaeróbica Aláctica (30')

12 estaciones de manera continua (Figura 11).

Realizar entre 2-3 series, (30" por ejercicio a intensidad máxima), recuperando 3-4' entre las mismas.

Vuelta a la calma (15')

Trote suave (5') y estiramientos estáticos activos de la musculatura implicada (10')

---

1. Flexiones con pies apoyados en banco.

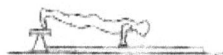

12. En el sitio, correr elevando talones

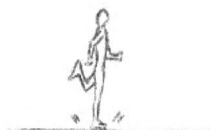

2. Marcha elevando las rodillas

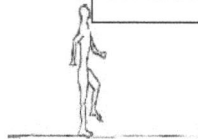

11. Abdominal ("uves").

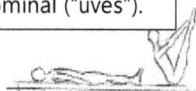

3. Recto abdominal (rodillas flexionadas 90°, talones apoyados en banco).

10. Saltos a carpa impulsando

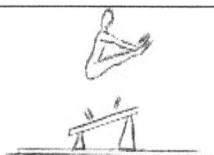

4. Saltos a pies juntos, rodillas al pecho.

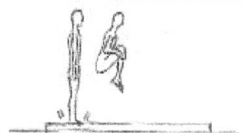

9. Tumbado lateralmente, pies y brazo apoyados en suelo, trabajo de oblicuos.

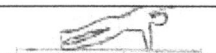

5. Recto abdominal (piernas elevadas y extendidas, 90° con respecto a la cadera)

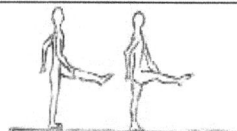

8. En el sitio, saltos abriendo piernas.

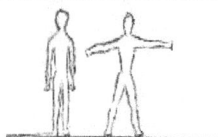

6. Tijeras.

7. Caída a push-up, apoyando brazos en una pelota de goma ("swiss ball").

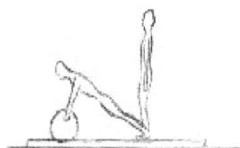

Figura 11. Propuesta de circuito de acondicionamiento físico para estimular la potencia anaeróbica láctica

5.2.1.3. CONSIDERACIONES EN EL ENTRENAMIENTO DE LA RESISTENCIA EN EL JOVEN GIMNASTA

A pesar de la importante exigencia anaeróbica de la GA, es primordial tener en cuenta que tanto la resistencia aláctica como la resitencia láctica no deben ser estimuladas de manera específica durante los periodos de crecimiento.

Los niños poseen un metabolismo basal que en términos relativos puede ser 20-30 veces superior al de un adulto, por lo que se hace aumentar las pausas entre ejercicio, para compensar el mayor gasto energético (1,1-1,3 kcal/kg/min). Además, existe cierta insuficiencia hepática (que afecta a la transformación energética de las sustancias) y supra-renal (tarda más tiempo en eliminar los metabolitos), por lo que la fatiga suele ser mayor. A esto hay que añadir que el insuficiente desarrollo hormonal característico de este período de crecimiento va a suponer que por un lado las concentraciones de testoterona no alcancen valores significativos hasta la pubertad (problemas para trabajar la resistencia a la fuerza), y que por otro ciertas enzimas fundamentales para el desarrollo del metabolismo anaeróbico (Fosfofructokinasa, Fosforilasa, Piruvatodeshidronasa), tengan una actividad reducida, originándose el fenómeno conocido como "paradoja del lactato". Dicha paradoja tiene su base en el hecho de que ante un mismo trabajo de elevada intensidad, un niño acumula un 35% menos de ácido láctico en comparación con el de un adulto, debido a su menor capacidad para producir y tolerarlo, por lo que su umbral anaeróbico es mucho más elevado. Por ello, se debe tener presente que el metabolismo de un niño "trabaja" predominantemente en régimen aeróbico, incluso a intensidades moderadas-altas, lo que provoca que el trabajo anaeróbico láctico con niños debe de ser muy controlado, y nunca específico.

Como recomendaciones básicas para desarrollar la resistencia con los jóvenes gimnastas se proponen las siguientes pautas básicas:

- La resistencia aeróbica debe trabajarse con formas lúdicas a nivel general.

- A partir de los 12-13 años, se puede incidir en la mejora de la capacidad, pero siempre "cuidando" la reserva de adaptación.

- Se deben proponer actividades continuas (>10'<20-30'), a una intensidad del 50% y hasta el 70% de la capacidad máxima.

- Si incluimos la carrera, se debe trabajar por tiempo y no por distancia (dificultad para percibir y controlar el esfuerzo).

- A partir de la pubertad se pueden proponer trabajos intervalados con cambios de ritmo (hasta 170 p/m), con recuperaciones activas (130-140 p/m).

- El trabajo específico, sobre todo de potencia anaeróbica láctica, no comienza hasta los 17-18 años.

- Como modo práctico de plantear el entrenamiento anaeróbico en estas edades puede ser útil el proponer circuitos de 8-12 estaciones realizando 2-3 series sin pausas. Para determinar la intensidad, se calcula el tiempo que se tarda en recorrer el circuito (número de repeticiones máximo por cada ejercicio) y se plantea un trabajo con un volumen máximo de 1/2-1/3 de ese tiempo, tratando de que las pulsaciones se encuentren en torno a los 170 latidos por minuto.

Es posible el plantear 1-2 sesiones por semana, siempre con ejercicios sencillos y que supongan un adecuado estímulo muscular (transferencia competitiva).

Por último, no hay que olvidar que la GA combina elementos básicos del "Aerobic", por lo que parece muy aconsejable el proponer contenidos de entrenamiento directamente relacionados con esta actividad (de medio y alto impacto).

5.3. LA FLEXIBILIDAD EN LA GIMNASIA AERÓBICA

La dificultad de algunos de los elementos de mayor complejidad técnica de la GA, no sólo viene determinada por las altos niveles de fuerza que exigen, sino que también es fundamental el que el gimnasta presente un gran rango de movilidad articular y elasticidad muscular, imprescindibles para alcanzar la correcta ejecución de los mismos.

Todo entrenamiento debe contener estiramientos por razones de higiene muscular, pero cuándo el objetivo específico del mismo es la mejora de la flexibilidad se debe prestar especial atención a los métodos a emplear, como los que se presentan a continuación.

Método activo libre balístico: tales como lanzamientos o rebotes. Es el único relacionado con el movimiento deportivo, lubrifica las articulaciones. Si se hace con excesiva velocidad en las primeras repeticiones puede dispararse el reflejo miotático, por lo que hay que comenzar con movimientos sencillos y progresivos. Se pueden proponer 2-4 series, de 10-15 repeticiones.

Método activo libre estático: se busca una postura de estiramiento muscular límite y se va abandonando lentamente. La respiración debe ser lenta y acompasada. Las posiciones de estiramiento se pueden mantener unos 10"-30", con pausas que oscilarán desde los 15" hasta los 3´, pudiendo repetirse cada estiramiento entre 5-20 veces.

Método activo-asistido: una vez se alcanza el límite articular mediante la contracción muscular voluntaria agonista, se buscan posiciones de mayor amplitud, con una ayuda de una fuerza externa (compañero, goma elásticas, etc.). Básicamente se trata de que el gimnasta con su fuerza logre el rango articular máximo de manera activa, y gracias a una fuerza externa, puede ampliar sus límites de modo pasivo. Las posiciones límite se pueden mantener entre 10-30", y realizar 5-15 rpts, intercalando descansos de 15-30" de duración.

Otras posibles combinaciones a tener en cuenta serían el método *Pasivo Forzado* (no existe contracción activo, sino que es la fuerza provocada externamente la que permite lograr la posición buscada), y el método *Pasivo-Activo*, en el que tras alcanzar una posición de forma pasiva, la fuerza externa deja de actuar y ésta debe ser mantenida de manera isométrica (10-30").

En relación a las diferentes referencias dentro de la Teoría del Entrenamiento Deportivo sobre las que basar la planificación del entrenamiento de la flexibilidad en la GA, destacan:

Método isométrico de Kabat: contiene 3 fases bien diferenciadas, movilización pasiva hasta la máxima amplitud, contracción isométrica de 6" (reflejo miotático inverso) y estiramiento hacia una nueva posición.

Método Streching de Bob Anderson: existe una primera fase en dónde ser realiza un pequeño estiramiento entre 10-30" de la musculatura para no disparar el reflejo miotático (estiramiento activo o pasivo) y una segunda fase de 10-30" en la que se busca el aumento de la amplitud articular.

Parece desaconsejable el empleo de otros métodos como el *Streching de SolverBorn* por que su aplicación puede reducir los niveles de energía muscular y afectar al rendimiento en deportes explosivos. Por otra parte, los métodos basados en las fases de Kabat, como la **Facilitación Neuromuscular Propioceptiva** (conocido como P.N.F.), pese a ser los que mayores incrementos en el nivel de flexibilidad pueden producir, parecen ser más adecuados para gimnastas que se encuentren en proceso de rehabilitación o que presenten cierta rigidez muscular que limite sobremanera su rendimiento competitivo.

En relación a este aspecto, conviene mencionar la discutida utilidad del **Stretching Isométrico**, en el que se parte de un estiramiento pasivo, y una vez alcanzada la posición de máxima amplitud articular se realiza una contracción isométrica del músculo elongado (para activar el mayor número de fibras posible). Se suele aconsejar el no programar más de 2-5 series por cada grupo muscular, así como que las contracciones isométricas no superen los 15" de duración. La aplicación de este método conlleva grandes mejoras en el nivel de flexibilidad, sin embargo es un método un tanto agresivo, que no sirve como calentamiento y que no es adecuado para los jóvenes gimnastas o para aquellos que se encuentren lesionados. Por ello, no es aconsejable utilizarlo antes de las competiciones, y no se deben programar más de 3 sesiones por semana, tratando de que en las mismas se proponga un único ejercicio para cada gran grupo muscular.

TIPO DE ESTIRAMIENTO	FRECUENCIA
Stretching (Pasivo-Estático)	Diaria
Stretching (Activo-Estático)	Diaria
Stretching Dinámico	4-5 veces/semana
Balístico	3-4 veces/semana
Stretching Isométrico*	3 veces/semana
PNF*	3 veces/semana

Tabla 43. Frecuencia de entrenamiento de la flexibilidad en función del método empleado.

* No aconsejable en edades de crecimiento

5.3.1. CONSIDERACIONES A TENER EN CUENTA EN EL DESARROLLO DE LA FLEXIBILIDAD

A modo orientativo, conviene tener en cuenta que la flexibilidad no asistida se desarrolla de 1,5 a 2 veces más lentamente que la flexibilidad asistida y que las sesiones destinadas a la misma deben ser diarias, cuando se quiere mejorar el nivel, o al menos entrenarla con una frecuencia de 4-5 días por semana, si el objetivo es mantener el nivel adquirido. Parece confirmado que 1-2 sesiones por semana no tienen efecto alguno. Como aspectos básicos a respetar en el trabajo de flexibilidad, se encuentran:

- No realizar la sesión de flexibilidad antes de trabajar otra capacidad motora. Sobre todo la velocidad, la reacción o la fuerza explosiva.

- No a desarrollarla inmediatamente después de trabajos de alto volumen e intensidad puesto que el fuerte cansancio local constituye un factor de riesgo extremo al momento de estirar la musculatura exigida anteriormente.

- Tampoco ubicar la sesión especial al terminar el día completo de entrenamiento, puesto que la fatiga general impide lograr el índice mínimo de relajación necesario a para trabajar la flexibilidad en un marco de seguridad elemental.

- Detener el estiramiento ante la aparición sensaciones dolorosas. El dolor es señal de posible micro-roturas a nivel fibrilar, provocando además un aumento del tono muscular y una reducción de la extensibilidad del tejido conectivo.

- Incluir estiramientos balísticos o de "rebotes", realizados siempre con prudencia y de manera progresiva. Este tipo de movimientos son importantes para mejorar y mantener las cualidades elásticas del músculo y de los tendones, especialmente en referencia a sus capacidades de producción de fuerza explosiva mediante los componentes elásticos y elástico –reactivos.

- Evitar errores muy comunes en el entrenamiento de la flexibilidad. No se deben realizar los estiramientos en frío, con lesiones agudas, adquirir patrones posturales inadecuados, hacer siempre los mismos ejercicios o mantener la posición de estiramiento a costa de contracciones isométricas de grupos musculares no implicados en el mismo.

En los últimos años han surgido diferentes estudios que han confirmado que los estiramientos estáticos pueden provocar reducciones en los niveles de fuerza muscular, por lo que se plantea el problema de qué tipos de ejercicios de flexibilidad se deben utilizar, sobre todo en el calentamiento previo a la competición. Diferentes datos procedentes sobre todo de la gimnasia rítmica, apuntan a que es fundamental incluir en este tipo de calentamientos las técnicas estáticas de estiramiento, si bien los ejercicios deben ser realizados una hora antes del inicio de la competición, e intercalar algunos de ellos a posteriori con la ejecución de movimientos balísticos de gran amplitud. Por otro lado, no se deben desechar la inclusión de rebotes en los estiramientos, dado que si se realizan de manera correcta y a una velocidad controlada, no parece que exista riesgo de lesión.

Como consideraciones finales, se debe recalcar que sería aconsejable el que todo entrenador presentase ciertos conocimientos básicos que le permitan identificar y distinguir la musculatura tónica y fásica, y detectar ciertos detalles de especial relevancia en el desarrollo de la flexibilidad, como por ejemplo la dificultad que entraña el realizar un "split" correcto, cuándo el gimnasta, a pesar de poseer una gran elasticidad en la musculatura flexora de la rodilla, carece de la misma en el cuádriceps y musculatura flexora de la cadera. Por último, y teniendo en cuenta que la flexibilidad es un componente fundamental de la GA, ésta debe estar siempre presente en todas las sesiones, siendo aconsejable que el gimnasta la desarrolle por su cuenta a diario, y empleando para ello técnicas mixtas que combinen estiramientos pasivo-resistidos, que inciden en la elongación del componente elástico, con estiramientos activos, destinados a la reducción del tono muscular. En la tabla 44, se muestran una serie de orientaciones básicas al respecto.

5.3.2. PLANIFICACIÓN DE LA FLEXIBILIDAD: ORGANIZACIÓN DE LA SESIÓN.

Como se ha comentado, la flexibilidad es un elemento clave en el rendimiento competitivo dentro de la GA, por ello, es un contenido que debe estar siempre presente en todo momento de la temporada. Dependiendo del nivel competitivo del gimnasta y su disponibilidad y motivación de cara a la práctica de su disciplina, se pueden proponer

CUÁNDO	CÓMO	SESIÓN	MÉTODO
- Después de un buen calentamiento (nunca en frío). Nunca justo después de una carga intensa (F. max). - Evitar la técnica de stretching justo antes de la competición (dejar 45'-1h). - A primera hora del día las aponeurosis están muy acortadas, por lo que la mejor hora para desarrollarla es aquella en el que hay un mayor rango de movimiento articular (10-12/16-18 h). - Tras una relativa fatiga muscular	- Crear una rutina y respetarla. - Adoptar una posición límite y superarla poco a poco. - Buscar una posición cómoda de molestia (no de dolor). - Dinámica: 3-6 S/10-20 Rpts. - Estática: 6-10 S/6-20" - Pausas pueden ser cortas (10-15") o largas /2-5'), siempre mayores en la Dinámica - Centrarse 2' por articulación - Deportistas avanzados pueden aplicar 30"/30", cambiando 3-4 veces el ángulo articular.	- Dinámica al inicio - Estática al final (mejor momento el enfriamiento). - Parte principal entre 20-60'. - Realizar 3-4 sesiones por semana para mantener el nivel. - Realizar sesiones diarias para incrementarlo. - Diferenciar grupos musculares tónicos y fásicos. - Tener en cuenta que se necesitan 6" para que no sólo el huso sea estimulado, sino también los órganos de Golgi.	- Dinámico: Se deben realizar en el calentamiento, y tienen como ventajas que lubrican las articulaciones y permiten simular el gesto de competición, sin embargo la ganancia de flexibilidad es más lenta (suelen durar menos de 6" por lo que sólo estimulan al huso muscular). - Estático: No sirve como calentamiento, es monótono y requiere mucha concentración. Sin embargo es sencillo de realizar, no suele ser lesivo y es muy útil para mejorar los niveles de flexibilidad, sobre todo tras la realización del entrenamiento. -P.N.F.: Aconsejable en rehabilitación. - Combinar los métodos.

Tabla 44. Orientaciones básicas para desarrollar la flexibilidad en la GA

una ó incluso dos sesiones por día de flexibilidad durante el inicio de la temporada (periodo preparatorio general), lo que resultaría en un total de 6-12 sesiones por semana. A medida que se aproxime el periodo competitivo, el número de sesiones específicas debe disminuir, si bien debe mantenerse un mínimo de 3-4 sesiones por semana.

Teniendo en cuenta la importancia de otras capacidades físicas como la fuerza, y la necesidad de adquirir un nivel técnico aceptable para poder enlazar los elementos propios de la GA y construir en base a ellos las diferentes coreografías, parece necesario el hacer un planteamiento disciplinar a la hora de abordar el entrenamiento físico de la GA. Por ello, el plantear sesiones específicas de flexibilidad puede que no sea una estrategia muy acertada, sino que parece más razonable el incluirla junto con otros contenidos en las sesiones, si bien el tiempo dedicado a la misma puede y debe variar en función del momento de la temporada y las necesidades del gimnasta.

En este apartado, se presenta un ejemplo de sesión para la mejora de la flexibilidad que puede ser programada en un periodo preparatorio específico, con el objetivo de mejorar los niveles de la misma. Nótese de que algunos de los ejercicios propuestos proceden de otras disciplinas, especialmente el ballet, debido a que muchos de sus movimientos son perfectamente aplicables y encajan sin problema dentro de la preparación del gimnasta.

Objetivos:

- Incremento de la movilidad articular.
- Elongación de músculos, ligamentos y tendones para preparar a estas estructuras para la ejecución de los elementos específicos del aerobic de competición.
- Desarrollo de la flexibilidad entendida como máximo recorrido angular permitido por los tejidos y estructuras óseas de una articulación.

Ubicación: Durante la fase del periodo preparatorio específico.

Duración: 60 minutos.

Tipología de los ejercicios: Centrados en la ganancia de movilidad a nivel de la articulación coxo-femoral y en la mejora de la flexibilidad en la musculatura flexora y aductora de los miembros inferiores.

Diseño de la sesión

Se realiza un calentamiento inicial, seguido de una serie de ejercicios realizados en barra de ballet. Posteriormente, se deben ejecutar una serie de estiramientos específicos, organizados a modo de circuito.

Calentamiento (10-15')

- Carrera continúa.
- Carrera continua con circunducciones de brazos adelante.
- Carrera continúa con circunducciones de brazos atrás.
- Carrera continúa con molino de brazos.
- Carrera continúa con movimientos de brazos adelante y atrás.
- Doblepasos laterales.
- Skipping (rodillas arriba).
- Talones atrás.
- Paso con circunducción de brazos adelante, flexión de tronco y mantengo esa posición 3 segundos, subir con circunducción de brazos atrás.
- 4 pasos de puntas y 4 de talones.
- Lanzamientos de la pierna a 90° delante y lateral.

Barra de Ballet (25-30')

- Se realizan los ejercicios partiendo de posiciones básicas de ballet (Imagen 45), que deben ser mantenidas en intervalos de 8 tiempos
- En 6° posición, 8 relevés, mantener 8 y 8 sin manos.
- En 1° posición, 8 relevés, mantener 8 y 8 sin manos.
- En 2° posición, 8 relevés, mantener 8 y 8 sin manos.

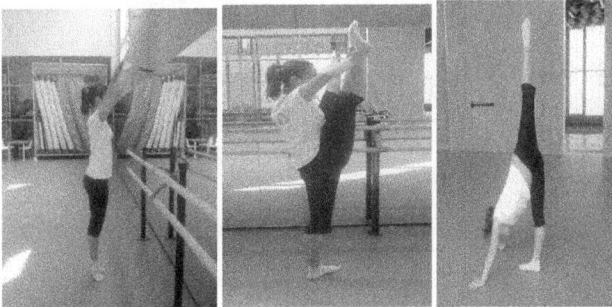

Imagen 45. Posición de relevé, battement y lanzamientos de pierna hacia atrás.

- En 1ª posición, a un tiempo, battement tendú y battement degage. Realizarlo en cruz. Cambré delante.
- En 1ª posición, 7 battement degage al 8° mantener la posición 8''. Realizarlo adelante y lateral.
- En 1° posición, 7 grand battement, al 8° coger la pierna y mantener 8'' y posteriormente soltar la pierna y mantenerla 8''. Realizar adelante y lateral.

Flexibilidad específica:

- En 1º posición, con brazos extendidos arriba, realizar 8 lanzamientos de la pierna atrás, con flexión del tronco adelante y al 8ª mantengo la posición 8''.

- Tendido supino realizar 8 lanzamientos de la pierna adelante. Coger la pierna forzando la posición y mantener 8''. Realizar igual en tendido lateral.

- Desde posición sentada con piernas extendidas adelante, realizar spagat antero posterior (mantener 30''), pasar desde esa posición a spagat frontal (mantener 30'') y de ahí a spagat antero posterior con la otra pierna (mantener 30'') y volver a la posición inicial.

- Desde tendido supino, realizar un abdominal hasta la posición de sentado y de ahí realizar flexión de tronco adelante con las piernas abiertas. 8 repeticiones.

- Desde tendido supino y piernas extendidas en el plano vertical, realizar 8 abducciones de piernas hasta llegar a la máxima apertura, a la 8ª mantener 30'' y realizar 8 abdominales en esa posición.

- Desde tendido supino, realizar 4 abdominales con máxima apertura de las piernas para realizar posteriormente una pasada por sapo.

Circuito (10-15')

En el circuito se realizan estiramientos estáticos, aplicando el método de Solverborn, tratando de estirar el músculo hasta un punto de máxima tensión (con la ayuda de la gravedad). Se intenta lograr una posición extrema y ahí mantener 1'. El circuito se debe repetir 2 veces para trabajar ambas piernas.

Los músculos y articulaciones a trabajar son:

- Aductores de la cadera.

- Isquiotibiales.

- Flexores de la cadera.

- Articulación escápalo-humeral.

1. Estiramientos de isquiotibiales: de pie en un banco sueco, realizar una flexión de tronco adelante intentando que las manos pasen el banco.

2. Con una pierna apoyada en el banco sueco, realizar el spagat antero-posterior.

3. Estiramiento de isquiotibiales y flexores de la cadera. Desde sentado con piernas extendidas, apoyando los tobillos en el banco, realizar flexión de tronco adelante.

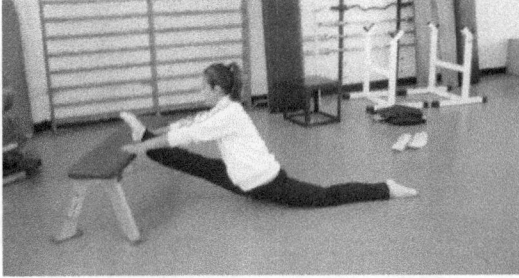

Imagen 46. Spagat antero-posterior con apoyo en banco.

5.3.3. RUTINA DE ESTIRAMIENTOS

A la hora de planificar el acondicionamiento físico del gimnasta, se debe tener muy presente que es fundamental el mantener a lo largo de la temporada, el nivel de movilidad articular y flexibilidad, que previamente han sido adquiridos y mantenidos por el gimnasta. Para lograr dichos niveles, se requiere una dedicación prácticamente diaria, y la aplicación de una adecuada rutina de ejercicios, algunos de los cuáles se proponen en las siguientes imágenes.

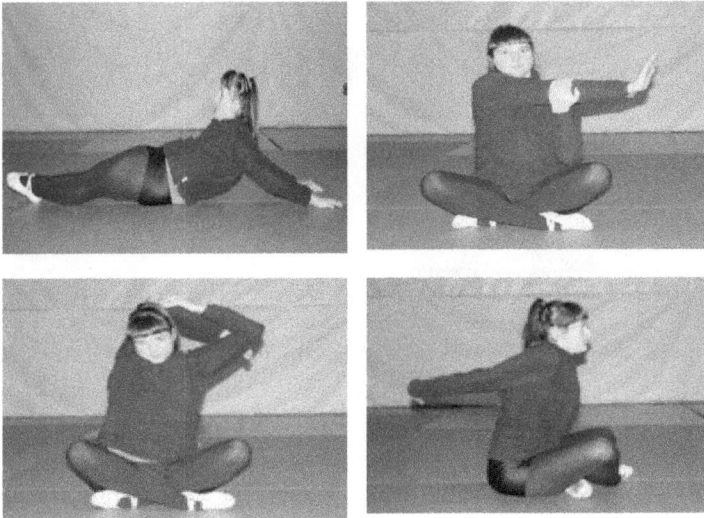

Imagen 47. Ejercicios de flexibilización de los miembros superiores

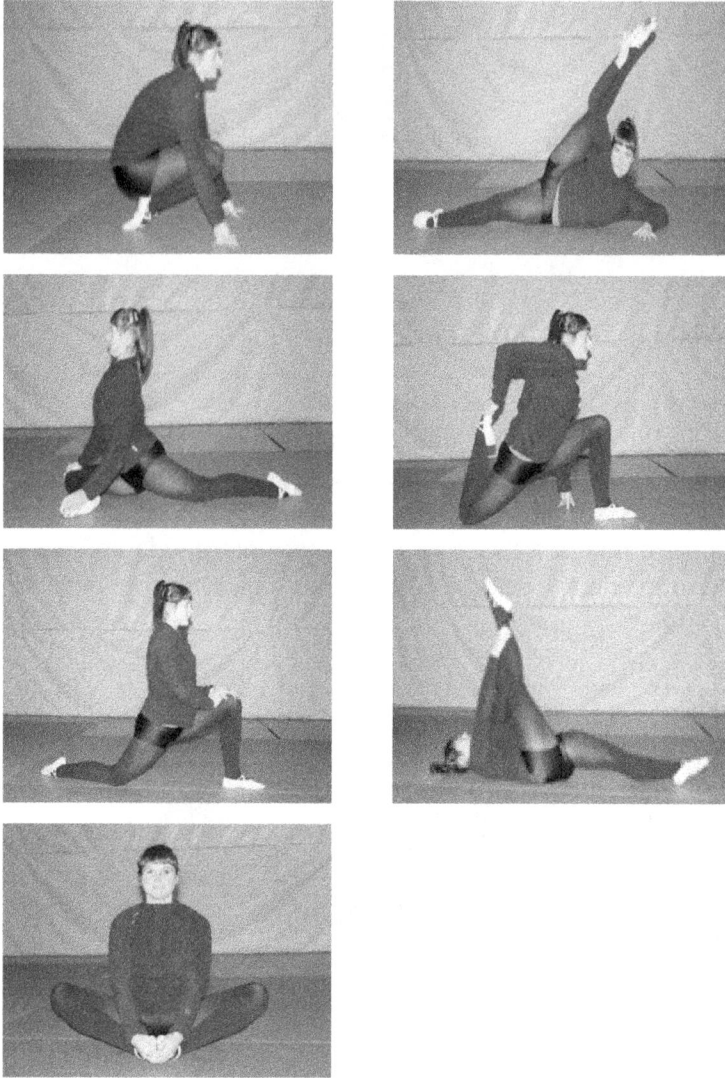

Imagen 48. Ejercicios de flexibilización para los miembros inferiores

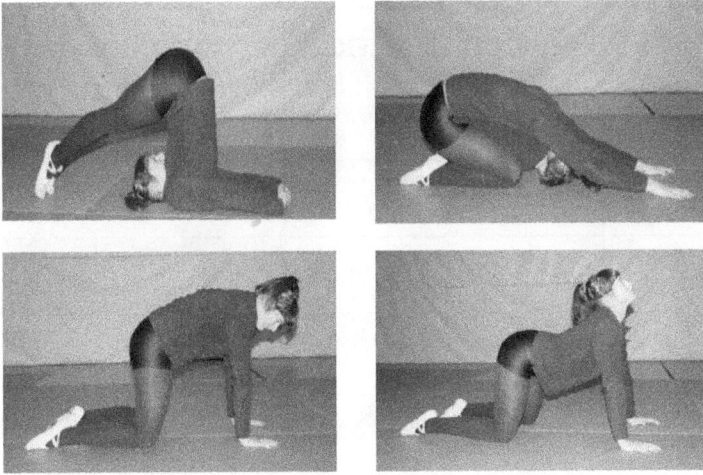

Imagen 49. Ejercicios de flexibilización para la zona lumbar.

5.4. PROPUESTA DE PLANIFICACIÓN DE ENTRENAMIENTO EN LAGIMNASIA AERÓBICA.

Cuándo se trata de planificar el entrenamiento en un deporte como la gimnasia aeróbica, hay una serie de factores a tener en cuenta, como la edad y el nivel de los gimnastas, disponibilidad y dedicación de los mismos, recursos materiales e instalaciones existentes y, por encima de todo, el calendario deportivo. Por ello, al objeto de ofrecer una ejemplificación práctica lo más cercana a la realidad de muchos de los clubes de gimnasia de nuestra país, a continuación se propone un ejemplo de planificación para un gimnasta que comienza su temporada en septiembre y pretende alcanzar su mejor nivel de forma deportiva en el mes de Mayo, momento en el que se celebra el campeonato nacional. Partiendo entonces de que, a pesar de que este gimnasta participará en distintas competiciones de ámbito autonómico y reuniones de exhibición, el objetivo de su preparación física y técnica es alcanzar un pico de forma en un momento puntual de la temporada, parece aconsejable el proponer un modelo clásico de periodización del entrenamiento (Tabla 45).

PERIODO GENERAL	PERIODO ESPECÍFICO	PERIODO COMPETITIVO
18 semanas	12 semanas	6 semanas
Bloque adaptación	Bloque Específico	Bloque competitivo
Bloque mejora nivel	Bloque Pre-competitivo	
Bloque pre-específico		

Tabla 45. Períodos de entrenamiento y duración de los mismos aplicando un modelo de periodización clásica a la gimnasia aeróbica.

El Periodo General tiene como objetivo fundamental el crear un nivel técnico y condicional básico para que el gimnasta pueda seguir progresando a lo largo de la temporada a medida que el entrenamiento va incluyendo contenidos más específicos. Este periodo se divide en tres bloques con características diferenciadas. El bloque de Adaptación, con una duración de 3-4 semanas, supone el inicio de la temporada. Con un planteamiento de 5 sesiones por semana, durante las dos primeras se pueden enlazar dos días seguidos con uno de descanso a continuación (2:1), para a partir de la tercera semana combinar esta frecuencia con otra un poco más intensa, consistente en enlazar tres días seguidos con uno de descanso (3:1). Los contenidos del entrenamiento serán principalmente la potencia aeróbica, la fuerza-resistencia y la flexibilidad. Hacia las últimas semanas de este bloque, la semana se puede organizar con una frecuencia de 3:1+3:1, apareciendo el trabajo técnico (gestos propios y coreografía, incluyendo el empleo de fuerza isométrica). Las sesiones deben incluir todos los contenidos propuestos, por lo que serán variadas y con una duración aconsejada de entre una hora y dos horas y media.

El bloque de Mejora de Nivel puede durar en torno a 8-10 semanas, siendo la frecuencia de entrenamiento durante las primeras tres semanas de 3:1. En función de las posibilidades y nivel del gimnasta, se puede proponer una combinación de 4:1+ 2:1. Los contenidos del entrenamiento siguen incluyendo la capacidad aeróbica, la fuerza-resistencia, el trabajo técnico y el desarrollo de la flexibilidad, si bien la importancia de estos dos contenidos se incrementa. De nuevo se pueden incluir todos los contenidos del entrenamiento en una misma sesión, las cuáles pueden tener una duración de 3-4 horas. A partir de este boque es primordial el respetar ciertos fundamentos básicos del entrenamiento deportivo, así es aconsejable que el trabajo técnico preceda al de la fuerza, y que sea el contenido principal de la primera sesión que tiene lugar tras el día de descanso, junto con la flexibilidad. Durante las sesiones, el calentamiento se puede aprovechar para incluir dosis de "recuerdo" de estímulo aeróbico y estiramientos balísticos (balanceos, lanzamientos de pierna, etc.).

El bloque Pre-específico, que puede ocupar 3-4 semanas, manteniéndose la frecuencia y la duración de las sesiones propuestas en el bloque anterior. El desarrollo de la fuerza máxima es presentado como un contenido fundamental, por lo que su trabajo incluso puede haberse iniciado durante las semanas finales de dicho bloque, a modo de adaptación para el exigente trabajo de este contenido. La técnica y la flexibilidad siguen estando siempre presentes, manteniéndose las pautas de trabajo encaminadas a la mejora de aquellos gestos que el gimnasta todavía no domine, al mantenimiento o incrementa de la movilidad articular y elasticidad y al perfeccionamiento de la coreografía.

En el Periodo Específico, el gimnasta se va preparando para la competición, abandonando la preparación general del bloque anterior y progresando hacia el trabajo específico y propio del deporte. Parece interesar el introducir un primer bloque Específico, de unas 7-9 semanas de duración. Aquí aparecen ya contenidos estrechamente ligados a la estructura de la GA, es decir, por un lado la fuerza veloz o rápida y la resistencia láctica y por otro la técnica y la flexibilidad. Además, deben incluirse dosis de "recuerdo" para asentar y mejorar aquellos contenidos que el gimnasta no ha adquirido por completo. La frecuencia quizás más interesante sea la combinación de 3:1 ó 2:1, teniendo en cuenta que el día en el que la sesión se centra en mejorar el ritmo de competición debe ser programa justo después del día de descanso. Partiendo de la teoría del entrenamiento y su interpretación de la planificación deportiva, la tendencia en este periodo debe apuntar hacia una disminución del volumen y un aumento de la intensidad. Por ello, las sesiones pueden acortarse hasta una hora, con el objetivo de evitar una excesiva fatiga, debiéndose iniciarse con un trabajo de perfeccionamiento técnico y, como siempre, finalizar con el mantenimiento/mejora de la flexibilidad. En el aspecto condicional, conviene resaltar que hay una clara transición desde la fuerza máxima hasta la fuerza rápida y el gimnasta se inicia en el trabajo láctico, que debe ser siempre trabajada con posterioridad a cualquier otro contenido meramente condicional (con la excepción de la flexibilidad). En la tabla se muestra una semana típica propuesta para este momento de la temporada.

Con la llegada del bloque Pre-competitivo (3-5 semanas de duración), el objetivo primordial es alcanzar la intensidad competitiva. Se repiten los mismos contenidos, si bien el trabajo de la fuerza es ya más de tipo reactivo, aprovechando el componente elástico muscular. Por otro lado, en este bloque es prioritario el descanso, por o que parece aconsejable el optar por una frecuencia del tipo 1:1+2:1. A todo esto hay que añadir que es en esta parte de la temporada cuándo más conviene el centrarse en la mejora de la potencia láctica del gimnasta, dado que es fundamental en esta parte tan cercana a la competición. Por ello, debe prestarse especial atención al trabajo de calidad de esta manifestación que tiene lugar entre los 19"-40", siendo necesario el programar una amplia recuperación tras finalizar la sesión (72h). A este respecto, es bastante probable que para el gimnasta sea suficiente el que se le programe una sesión láctica por semana, dada su elevada exigencia. En la tabla se puede observar la organización de los contenidos a lo largo de la semana.

Bloque	Lunes	Martes	Miércoles	Jueves	Viernes
Específico	T	F. Vel	Descanso	T+F. Vel	T+R. Láctica
Pre-Competitvo	T+F..Reac	Descanso	T	T+ R. Láctica	T

Tabla 46. Organización de los contenidos durante el periodo específico.

Todas las sesiones finalizan con trabajo de flexibilidad.

F. Reac (Fuerza Reactiva); F. Vel (Fuerza Velocidad);

R (Resistencia); T (Técnica).

Durante el periodo Competitivo, el gimnasta se encuentra prácticamente preparado para lograr su máximo rendimiento en todos los aspectos, tanto condicional como técnico. Se mantienen los contenidos del bloque anterior, si bien la recuperación aumenta. Es probable que el organizar 3-4 sesiones por semana, tratando de imitar en la medida de lo posible la estructura de la competición, sea suficiente. Como aspectos diferenciadores destacan el incluir una sesión láctica cada dos semanas y una mayor incidencia en el trabajo técnico, sobre todo en condiciones de frescura (ausencia de fatiga).

Una vez que el gimnasta ha cumplido con sus compromisos competitivos y la temporada va llegando a su fin, es aconsejable el incluir un Período Regenerativo de unas 4-6 semanas, en el que la propuesta es la práctica de deportes alternativos o recreacionales. Este planteamiento permite que el organismo del gimnasta siga siendo estimulado, y se evita una regresión al punto de partida inicial, dado que es muy probable que tras 6 semanas de inactividad, el nivel condicional de éste se vea negativamente afectado. Además, se logrará que el gimnasta comience cada nueva temporada en mejores condiciones (comparado con el nivel con el que inició la temporada anterior), lográndose así una progresiva ganancia técnica y condicional que posibilita la propuesta de contenidos de entrenamiento más exigentes y de mayor nivel.

Capítulo VI.
LESIONES EN LA GIMNASIA AERÓBICA: PREVALENCIA, PREVENCIÓN Y PAUTAS BÁSICAS PARA SU REHABILITACIÓN

Partiendo de la base conceptual que ofrecen los estudios epidemiológicos deportivos, se puede entender como lesión cualquier acción relacionada con la práctica de la GA (preparatoria o competitiva), que impida la finalización de la misma. De este modo, teniendo en cuenta algunos aspectos fundamentales como la necesidad de atención médico-sanitaria, la imposibilidad de continuar entrenando o de participar en la próxima competición o la mera dificultad para realizar las actividades diarias durante las 24 horas posteriores al incidente, la gravedad de la lesión variará considerablemente.

Actualmente parece un tanto complicado el tratar de averiguar las causas y el tipo de lesiones más frecuentes en la GA, debido a dos razones principalmente. Por un lado a las características socio-económicas que rodean a este deporte (en proceso de aceptación, escaso número de participantes en comparación con otras modalidades, disciplina no olímpica, etc) y que hacen que el interés por el mismo no sea por el momento demasiado importante. Por otro lado, existen muy pocos estudios al respecto, que además suelen ser de carácter meramente descriptivo y cuentan por lo general con un tamaño muestral reducido.

Por el contrario, otras disciplinas gimnásticas más antiguas y con mayor status socio-deportivo si han sido objeto de estudio y aportan información interesante sobre la epidemiología lesional que bien pudiera servir de aplicación en la GA. Así, por ejemplo es especialmente importante prestar atención al perfil antropométrico del gimnasta y practicarle controles periódicos (si esto es posible), puesto que es un dato confirmado que aquellas gimnastas con un porcentaje de grasa excesivamente bajo (menor del 17%) pueden presentar una maduración puberal retardada. A esto se une la posibilidad de que una excesiva carga de entrenamiento suponga un estímulo demasiado estresante para el cartílago de crecimiento, lo que puede afectar negativamente a la estatura de la gimnasta, la cuál no se desarrollaría al ritmo natural que parece corresponderle.

Otros datos de interés que bien pudieran alertar al entrenador y a sus gimnastas del riesgo que conllevan ciertas ejecuciones técnicas, son la mayor incidencia de lesiones encontrada en la modalidad de suelo y en especial durante la fase de "aterrizaje", y la relación directamente proporcional que parece existir entre el volumen de entrenamiento y la posibilidad de que el gimnasta se lesione, puesto que se ha observado que es a partir de las 6 horas de entrenamiento por semana, cuándo el riesgo de lesión empieza a ser evidente.

De todos modos, la práctica tanto de la gimnasia artística como de la gimnasia rítmica no parece presentar un mayor riesgo de lesión que otros deportes, cuándo se comparan los datos obtenidos a partir del seguimiento de deportistas de alto rendimiento a lo largo de su etapa competitiva al máximo nivel.

6.1. PATOLOGÍA LESIONAL EN GIMNASIA AERÓBICA

El conocimiento que se tiene sobre la patología lesional en la GA es más bien escaso, tal y como se comentó con anterioridad, si bien existen suficientes datos como para extraer algunas conclusiones lo suficientemente relevantes como para que se puedan diseñar ciertas estrategias preventivas.

Así, del estudio realizado por Navarro et al. (2004) sobre la influencia del pavimento en las lesiones deportivas en la GA, parece claro que uno de los factores claves para reducir el riesgo de lesión, es el de emplear durante el entrenamiento una superficie lo más parecida a la contemplada como reglamentaria por la Federación Internacional de Gimnasia. Ante la imposibilidad de muchos clubes deportivos para adquirir este tipo de material, debido sobre todo a su elevado coste económico, y teniendo en cuenta que aquellas superficies excesivamente blandas (valores de absorción superiores al 70%) no parecen proteger en especialmente al gimnasta y dificultan además la ejecución de algunas acciones técnicas (principalmente los saltos), parece aconsejable el plantear las sesiones de entrenamiento sobre superficies de madera con rastreles y soportes elásticos.

Mención aparte merece las características del calzado empleado por el gimnasta, cuya reducida capacidad para absorber los impactos pudiera guardar también una relación directa con ciertos tipos de lesiones que con mayor frecuencia parecen tener lugar en la GA. A este respecto, los mismos autores observaron que las lesiones más frecuentes en el miembro superior fueron las tendinitis de hombro, mientras que las lesiones musculares a nivel de los aductores y los esguinces de tobillo y rodilla (por este orden) eran las que con más frecuencia solían padecer los miembros inferiores.

Por otro lado, Fetterplace et al. (2004) analizaron en profundidad el perfil lesional de gimnastas aeróbicos de nivel internacional tras realizar un seguimiento del equipo nacional Australiano durante toda una temporada. Entre los principales hallazgos de los autores cabe destacar dos datos de especial relevancia, como son el elevadísimo porcentaje de gimnastas lesionados (100%) y la media de 2.2 lesiones por gimnasta y por año de competición. Estos resultados obedecen principalmente al alto nivel competitivo con el que se corresponde la muestra estudiada, dado que como media cada gimnasta alcanzaba un volumen de entrenamiento semanal de más de 16 horas.

En este estudio se observó como el porcentaje de lesiones ocurridas a nivel del miembro inferior era mayor que el encontrado a nivel del miembro superior, siendo el tipo de lesión más frecuente los esguinces de rodilla y tobillo, los esguinces de muñeca y las lesiones musculares en la parte posterior del muslo, si bien algunos gimnastas también sufrieron lesiones por sobrecarga o "estrés repetitivo".

Como dato de especial interés cabe destacar que la mayor parte de las lesiones tenían lugar durante el entrenamiento (debido en gran medida a la superficie empleada para ello), siendo las ejecuciones técnicas (en especial los saltos con caída a "push-up" y con caída a "spagat") los movimientos que mayor riesgo de desencadenar una lesión presentaban.

6.2. ESTRATEGIAS PARA LA PREVENCIÓN DE LESIONES

La principal estrategia para evitar que el gimnasta se lesione es la prevención, pudiéndose ésta ser llevada a cabo de diferentes modos, tal y cómo se muestra en la tabla 47. Por otro lado, es especialmente importante mejorar la estabilidad y la protección de aquellas articulaciones que puedan estar más expuestas a sobrecargas. Así por ejemplo, las caídas a "push-up", parecen conllevar un elevado riesgo lesional, por lo que la estrategia preventiva a emplear pasaría por la inclusión como contenidos de entrenamiento de distintos ejercicios destinados a fortalecer la musculatura de las principales articulaciones del miembro superior (Figura 50).

Acción	Momento	Tipos
Sincrónica	Simultáneo	Masaje precompetitivo Ducha fría (18-28°C/2-3')
Primaria	Hasta 2 horas post-esfuerzo	Trote suave Estiramientos estático-pasivos Masaje post-competición Baño frío local
Profunda	A lo largo de la temporada; Período competitivo	Entrenamiento Hidromasaje Irradiación
Otros	Tras períodos de carga intensiva; Post-competición	Masajes con hielo Baños de inmersión (20-12°C) Baño de Stinger (hidro+electroterapia) Sauna (80-90°C)

Tabla 47. Acciones preventivas aplicables al entrenamiento de la gimnasia aeróbica.

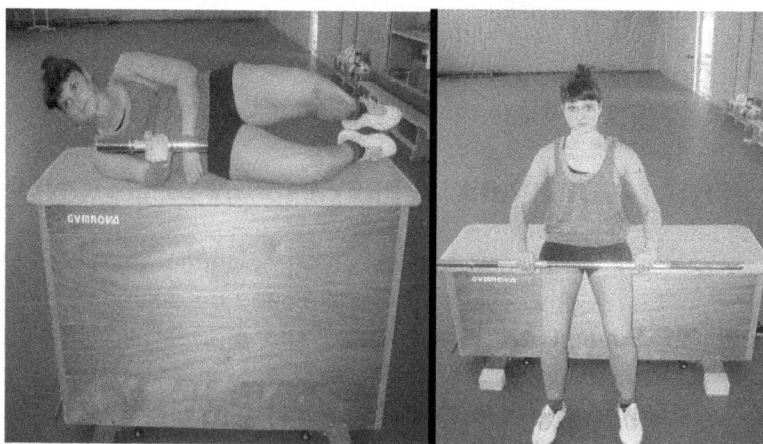

Imagen 50. Ejercicios de fortalecimiento de muñecas

Otra estrategia preventiva puede ser la identificar aquellos ejercicios potencialmente lesivos y sustituirlos por otros que, aunque de menor eficacia, aportarían mayor seguridad al entrenamiento y respetarían la salud del gimnasta, como por ejemplo sustituir la media sentadilla con barra libre, por trabajo en máquina de cuádriceps.

6.3. CONDUCTAS A SEGUIR ANTE EL GIMNASTA LESIONADO

Ante aquellas lesiones de carácter leve y que pueden ser atendidas de inmediato por el entrenador o los propios compañeros (esguince, contusiones, pequeños traumatismos..), se suele emplear la crioterapia como tratamiento de choque, para lo que parece adecuado el aplicar hielo indirectamente sobre la zona afectada durante periodos de 15-20', 3-5 veces al día durante las primeras 48 horas.

Fase	Contenidos	Responsable	Contenidos	Responsable
Reposo Inmovilización	Electroestimulación	Fisioterapeuta	Actividades compatibles con la lesión	Entrenador
Recuperación funcional Re-educación muscular	Recuperación de movilidad articular y extensibilidad de partes blandas	Fisioterapeuta	Actividades compatibles con la lesión	Entrenador
Reforzamiento muscular Estabilizaciones activas	Estiramiento muscular (PNF), propiocepción	Fisioterapeuta	Estiramiento, trabajo isométrico	Entrenador
Musculación Readaptación al esfuerzo	Electroestimulación Dinámica	Entrenador	Recuperación del nivel de fuerza muscular y estiramientos	Entrenador

Tabla 48. Fases de la recuperación lesional del gimnasta y contenidos de las mismas.

En el caso de que las lesiones sean más severas y supongan la inmovilización de la zona afectada por un tiempo determinado, es fundamental el respetar una serie de fases si se desea volver al nivel competitivo con las mejores garantías (tabla 48).

Ante esta situación, el entrenador del gimnasta, a poder ser en coordinación con el fisioterapeuta deportivo, podría intervenir en el proceso de rehabilitación haciéndose especialmente evidente su papel en la última fase, con el objetivo de asegurarse de que éste se integra progresivamente a la rutina de entrenamiento en las mejores condiciones posibles. De este modo, durante las tres primeras semanas se persigue la musculación y re-adaptación al esfuerzo mediante la ejecución de ejercicios de fuerza en el que primeramente se deben averiguar los kilogramos que el gimnasta puede movilizar hasta la fatiga. A partir de aquí, se pueden proponer de 2 a 5 series de 15-20 repeticiones. Es fundamental que la musculatura del gimnasta sea estimulada en las mejores condiciones posibles, por lo que es aconsejable el incluir un descanso de unos 45" entre cada serie (el cuál se puede aprovechar para realizar estiramientos). Durante las siguientes tres semanas se puede aumentar la intensidad de la carga, de modo que el gimnasta puede realizar de 7 a 10 repeticiones hasta la fatiga, evitando en todo momento las sensaciones dolorosas.

Por último, es primordial el introducir una serie de ejercicios destinados fundamentalmente a que el gimnasta refuerce la articulación lesionada y mejora la funcionalidad de la musculatura que la rodea. Así, ante un gimnasta que haya sufrido una lesión en la articulación en el hombro (como por ejemplo una tendinitis), se pueden proponer dos tipos de tareas. Una primera destinada a mejorar la movilidad articular y la fuerza de la musculatura implicada en la lesión, como por ejemplo el trabajo con banda elástica y otra en la que principalmente se persigue la mejora de la propiocepción y que permitará al gimnastar recuperar la confianza en la zona lesionada y por lo tanto ganar seguridad en sus acciones. En el caso de los ejercicios con bandas elásticas (Imagen 51), un trabajo de recuperación y fortalecimiento muy aconsejable es el de la realización de movimientos de flexión, extensión, abducción y aducción de la articulación del hombro, con el brazo flexionado y pegado al cuerpo. La dosificación podría incluir 3 series de 15-20 rpts por movimiento, descansando 3' entre las mismas.

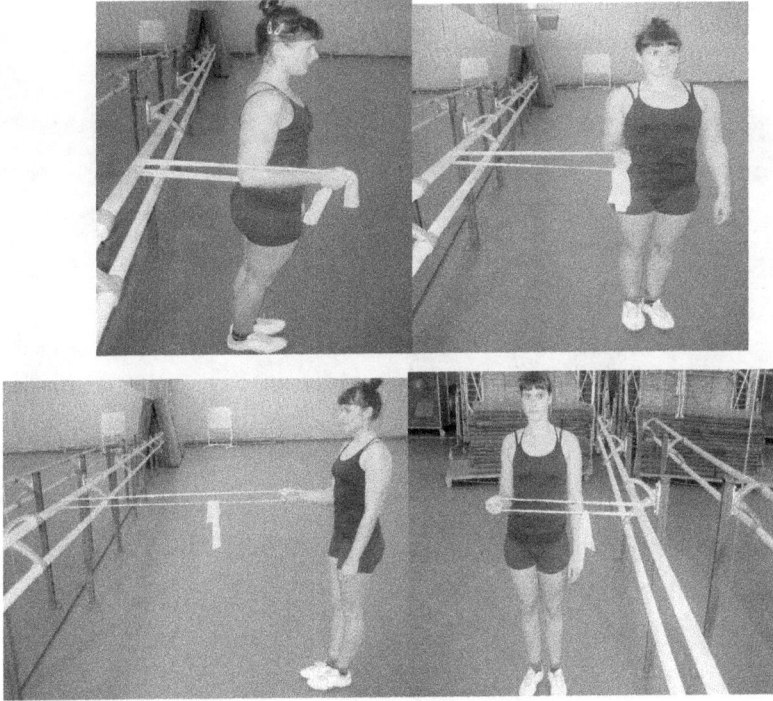

Imagen 51. Ejercicios con bandas elásticas

En lo referente a los ejercicios de propiocepción (Imagen 52), se propone la realización de la siguiente secuencia, siempre y cuándo se disponga del material necesario:

- Realizar apoyo de manos en superficie inestable, comenzar de rodillas, progresar a piernas extendidas con apoyo de pies y finalizar con apoyo de pies elevados.

- Apoyar primeramente ambos brazos, para acabar dominando el ejercicio sólo con apoyo del brazo lesionado y con ojos cerrados.

- Dosificación: 5-10 rpts de 15-20", realizando la secuencia completa 3-5 veces /día.

- Ejemplo de ejercicio empleando balón suizo:

    1. Apoyo de ambos brazos en el mismo balón.

    2. Apoyo de cada brazo en un balón.

    3. Apoyo de un único brazo (lesionado)

    4. Comenzar con una repetición por ejercicio de 10".

    5. Progresar hasta alcanzar 3-5 rpts de 60".

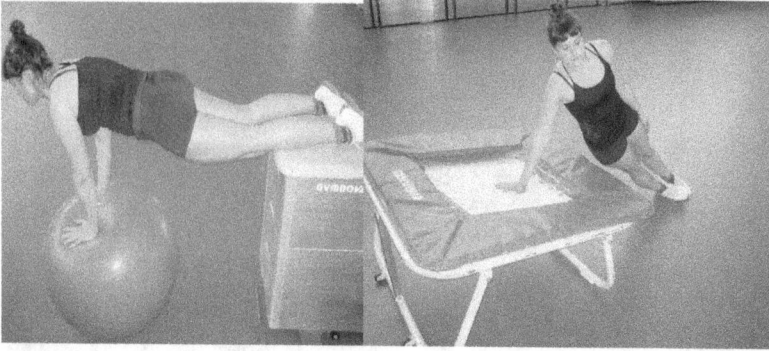

Imagen 52. Ejercicios destinados a la mejora propioceptiva de la articulación del hombro.

Bibliografía.

1. Albizu, M. (2000). *Patología en Gimnastas de Rítmica de Alto Rendimiento Retiradas.* Tesis Doctoral, Universidad Politécnica de Madrid.

    Association of National Aerobic Championship Worldwide". "What is sportaerobics (aerobic gymnastics)?", disponible en:

    http://www.sportaerobics-nac.com/sportaerobics.htm

2. Bacharova, L., Tibenska, M., Kucerova, D., Kyselovicova, O., Medekova, H., y Kyselovic J. (2005). *The effect of one year aerobic gymnastics training on the QRS amplitude in teenage female athletes.* Proceedings of the International Congress on Electrocardiology; Polonia.

3. Baldari, C., y Guidetti, L. (2001).VO2max, ventilatory and anaerobic thresholds in rhythmic gymnasts and young female dancers. *The Journal of Sports Medicine & Physical Fitness,*2,177-182.

4. Bedoya, J.L., y Vernetta, M. (1999). Características morfológicas y funcionales del aeróbic deportivo. *Apunts: Educación física y deportes,*55,60-67.

5. Blanco, M. (1992). El entrenamiento de la fuerza para mejorar el salto. *Apunts: Medicina de l'Esport,*19,139-156.

6. Bonnar, B.P., Deivert, R.G., y Gould, T.E. (2004). The relationship between isometric contraction durations during hold-relax stretching and improvement of hamstring flexibility. *The Journal fo Sports Medicine & Physical Fitness,*3,258-261.

7. Caine, D.J., y Nassar, L. (2005). Gymnastics injuries. *Medicine and Sport Science,*48,18-58.

8. Canalda, A. (1998). *Gimnasia Rítmica Deportiva: Teoría y Práctica.* Ed. Paidotribo, Barcelona.

9. Cancela, J., Ayán, C., y Ferrer, S. (2010). Contenidos y periodización del entrenamiento en la gimnasia aeróbica. *Red: revista de entrenamiento deportivo,*24,17-22.

10. Carrizo, M., Torres, A., y Cordero, P. (2004). La gimnasia aeróbica escolar. *Revista Digital "efdeportes.com".*

11. Charola, A. (1996). *"Manual Práctico de Aerobic".* Ed. Gymnos, Barcelona.

12. Cicchela, A. (2009). Análisis cinemática de algunos saltos seleccionados en gimnasia rítmica. *Journal of Human Sport and Exercise,*4,44-51.

13. Cometti, G. (1998). *Los Métodos Modernos de Musculación.* Ed. Paidotribo, Barcelona.

14. Cometti, G. (1998). *La Pliometría.* Ed. Inde, Barcelona.

15. Cheung, S.Y. (2002). The development of Sports Aerobics. *Hong Kong Recreation Review,*14,17-19.

16. Curry, B.S., Chengkalath, D., Crouch, G.J., Romance, M., y Manns, P.J. (2009). Acute effects of dynamic stretching, static stretching, and light aerobic activity on muscular performance in women. *Journal of Strength and Conditioning Research,*6,1811-1819.

17. Diéguez, J. (2000). *Aeróbic.* Ed Inde, Barcelona.

18. di Cagno, A., Baldari, C., Battaglia, C., Guidetti, L., y Piazza, M. (2008). Anthropometric characteristics evolution in elite rhythmic gymnasts. Italian *Journal of Embriology and Anatomy*,1,29-35.

19. Di Santo, M. (1998). Entrenamiento de la flexibilidad. *PubliceStandard*.

20. Douda, H.T., Toubekis, A.G., Avloniti, A.A., y Tokmakidis, S.P. (2008). Physiological and anthropometric determinants of rhythmic gymnastics performance. *International Journal of Sports Physioligy and Performance*,1,41-54.

21. Estapé, E. (2002). *La Acrobacia en Gimnasia Deportiva*. Ed. Inde, Barcelona.

22. European Union of Gymnastics. Aerobic Gymnastics (2011). Disponible en:http://www.ueggymnastics.com/commstore/commstore.pl/120184262c850693/defa ult.html?k=47&block_id=content,navlinks,P3,head&P1=47&P2=0&P3=disciplines&P4= 5&P10=47.

23. Faigenbaum, A., y Myer, G.D. (2010). Pediatric resistance training: benefits, concerns, and program design considerations. *Current Sports Medicine Reports*,9,161-168 .

24. Fédération Internationale de Gymnastique. Aerobic Home (2011). Disponible en:

http://www.figgymnastics.com/vsite/vnavsite/page/directory/0,10853,5187-188046-205268-nav-list,00.html.

25. Fernández, A. (1999). *Gimnasia Rítmica Deportiva: Aspectos y Evolución*. Ed. Esteban Sanz, Madrid.

26. González J., y Ribas, J. (2002). *Bases de la programación del entrenamiento de fuerza*. Ed. Inde, Barcelona.

27. González, J., y Goriostiagoa, E. (1995). *Fundamentos del entrenamiento de la fuerza: aplicación al alto rendimiento deportivo*. Ed. Inde, Barcelona.

28. Guidetti, L., Baldari, C., Capranica, L., Persichini, C., y Figura, F. (2000).Energy cost and energy sources of ball routine in rhythmic gymnasts. *International Journal of Sports Medicine*,3,205-209.

29. Guidetti,L., Di Cagno,A., Gallotta,M., Battaglia,C., Piazza, M., y Baldari, C. (2009). Precompetition warm-up in elite and subelite rhythmic gymnastics. *Journal of Strength and Conditioning Research*,6,1877-1882.

30. Hutchinson, M.R., Tremain, L., Christiansen, J., y Beitzel, J. (1998). Improving leaping ability in elite rhytmic gymnasts. *Medicine and Science in Sports and Exercise*,10,1543-1547.

31. Jemni, M., Friemel, F., Sands, W., y Mikesky, A. (2001). Evolution of the physiological profile of gymnasts over the past 40 years. A review of the literature. *Canadian Journal of Applied Physiology*,5,442-56.

32. Jemni, M., Sands, W.A,, Friemel, F., Stone, M.H., y Cooke, C.B. (2006). Any effect of gymnastics training on upper-body and lower-body aerobic and power components in national and international male gymnasts? *Journal of Strength and Conditioning Research*,20,899-907.

33. Kirialanis, P., Malliou, P., Beneka, A., y Giannakopoulos, K. (2003). Occurrence of acute lower limb injuries in artistic gymnasts in relation to event and exercise phase. *British Journal of Sports Medicine*;37,137–139.

34. Kyselovičová, O., y Zemková, E. (2010). Modified aerobic gymnastics routines in comparison with laboratory testing of maximal jumps. *Sport SPA*,1, 37-40.

35. Lange, B., Halkin, A.S., y Bury, T. (2005).Physiologic requirements of high level gymnastics. Revueu Mèdicale Liége,12,:939-945.

36. Major, J. (1996). Strength Training Fundamentals in Gymnastics Conditioning. *Technique* ,16:8.

37. Manno R. (1999). El Entrenamiento de la Fuerza. Ed. Inde, Barcelona

    Mena, R., y Álvarez, I. (2006). Orientaciones metodológicas para desarrollar la preparación física (fuerza) en las atletas de gimnasia rítmica. *Ra Ximhai* ,2,515-532.

38. Miletić, D., Katić, R., y Males, B. (2004).Some anthropologic factors of performance in rhythmic gymnastics novices. *Collegium Antropollogicum*,727-737.

39. Navarro, E., Martínez I., y Verneta, M. (2004). Influencia del pavimento utilizado y las lesiones deportivas en la gimnasia deportiva. *Revista Digital "efdeportes.com"*.

40. Partin, N.B., Stone, J.A., Ryan, E.J., Lueken, J.S., y Timm, K.E. (1994). Upper extremity proprioceptive training. *Journal of Athletic Training*,1,15-18.

41. Prentice, W.P. (1997). *Técnicas de Rehabilitación en la Medicina Deportiva*. Ed. Paidotribo, Barcelona.

42. Real Federación Española de Gimnasia. Aerobic, normativa y reglamentos. (2011) Disponible en

    http://www.rfegimnasia.es/especialidades.asp?id=6.

43. Rome, S. (1988). *Aeróbic: La Gimnasia Divertida*. Ed Planeta, Madrid.

44. Readhead, L. (1993). *Manual de Entrenamiento de la Gimnasia Masculina*. Ed. Paidotribo, Barcelona.

45. Sáez, S. (2003). *Gimnasia Artística: Los Fundamentos de la Técnica*. Ed. Biblioteca Nueva, Madrid.

46. Sands, W.A., McNeal, J.R., Stone, M.H., Haff, G.G., y Kinser, A.M. (2008). Effect of vibration on forward split flexibility and pain perception in young male gymnasts. *International Journal of Sport Physiology & Performance*,4,:469-481.

47. Sands, W.A., McNeal, J.R. Jemni, M., y Delong, T.H. (2000) Should female gymnasts lift weights? *Sportscience*, 4:3.

48. Santonja, F.M., Sainz, P., Rodríguez, P., López, P., y Canteras, M. (2007). Effects of frequency of static stretching on straight-leg raise in elementary school children. *The Journal fo Sports Medicine & Physical Fitness*,3,304-308.

49. Sekir, U., Arabaci, R., Akova, B., y Kadagan. S.M. (2010). Acute effects of static and dynamic stretching on leg flexor and extensor isokinetic strength in elite women athletes. *Scandinavian Journal of Medicine & Science in Sport*,2,:268-281.

50. Smith, T. (1993). Biomecánica y Gimnasia. Ed. Paidotribo, Barcelona.

Smoleuskiy, V., y Gaverdouskiy, I. (1996). *Tratado General de Gimnasia Artística Deportiva*. Ed. Paidotribo, Barcelona.

51. Steele, V., y White, J.A. (1986). Injury prediction in female gymnast. *British Journal of Sport Medicine*,1,31-33.

52. Taneja, A. (2009). *The World of Sports Indoor*. Gyan Publishing House, India.

53. Theodoropoulou, A., Markou, K.B., Vagenakis, G.A., Benardot, D., Leglise, M., Kourounis, G., Vagenakis, A.G., y Georgopoulos, N.A. (2005). Delayed but normally progressed puberty is more pronounced in artistic compared with rhythmic elite gymnasts due to the intensity of training. *The Journal of Clinical Endocrinology and Metabolism*,11,6022-6027.

54. VVAA. (2004). *The nature and rate of injury in elite Sport Aerobics athletes*. Victoria University, Australia.

55. Vehrs, P. R., y Kaiser, D.(2004). Sportaerobics: The Sport and Its Athletes. *ACSM'S Health & Fitness Journal*,3,16-20.

56. Vernetta, M.. y López J. (1997). *El entrenamiento combinado físico técnico mediante minicircuitos en estrella en el aprendizaje de las Habilidades Gimnásticas Acrobáticas*. I Encuentro sobre investigación deportiva. Instituto Andaluz del Deporte. Málaga 6 y 7 de Junio.

57. Vernetta, M., y López J. (1997). Aprendizaje de las habilidades gimnásticas. Un estudio experimental que combina la preparación técnica y física. *Rev. Ciencias de la Actividad Física*,1, 83-96.

58. Vernetta, M. y López J. (1998). Análisis de diferentes categorías del Feedback en dos formas organizativas del medio gimnástico. *Motricidad. Revista Euro-Americana de Ciencias de la Actividad Física y del Deporte*,4,113-130.

59. Vidal M. (2000). *La Fuerza en el Deporte. Sistemas de Entrenamiento con Cargas*. Ed. Esteban Sanz, Madrid.

60. Viskić-Stalec, N., Stalec, J., Katić, R., Podvorac, D., y Katović, D. (2007).The impact of dance-aerobics training on the morpho-motor status in female high-schoolers. *Collegium Antropollogicum*,1,259-266.

61. Zetaruk, M., Violan, M., Zurakowski, D., Mitchell, W., y Lyle J. (2006). Recomendaciones para el entrenamiento y prevención de lesiones en gimnastas de rítmica de élite. *Apunts: Medicina de L'esport*,151,100-106.

www.ingramcontent.com/pod-product-compliance
Lightning Source LLC
Chambersburg PA
CBHW080332270326
41927CB00014B/3192